ESSAI

DE

TOXICOLOGIE COMPARÉE

DE

QUELQUES AZOLS

PAR

A. JOANIN

PRÉPARATEUR DE PHARMACOLOGIE ET DE MATIÈRE MÉDICALE
A LA FACULTÉ DE MÉDECINE DE PARIS

PARIS
OCTAVE DOIN, ÉDITEUR
8, PLACE DE L'ODÉON, 8

1899

ESSAI DE TOXICOLOGIE COMPARÉE

DE

QUELQUES AZOLS

ESSAI

DE

TOXICOLOGIE COMPARÉE

DE

QUELQUES AZOLS

PAR

A. JOANIN

PRÉPARATEUR DE PHARMACOLOGIE ET DE MATIÈRE MÉDICALE
A LA FACULTÉ DE MÉDECINE DE PARIS

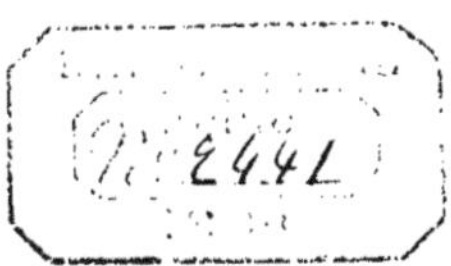

PARIS
OCTAVE DOIN, ÉDITEUR
8, PLACE DE L'ODÉON, 8

1899

A LA MÉMOIRE DE MA MÈRE

A MON PÈRE

Hommage du plus profond amour filial
et de la plus franche amitié

MEIS

A MON CHER MAITRE

MONSIEUR LE PROFESSEUR POUCHET

Membre de l'Académie de Médecine
Professeur de Pharmacologie et de Matière médicale
à la Faculté de Médecine de Paris

Hommage de la plus vive reconnaissance et de dévouement sincère

de son élève affectueux

AVANT-PROPOS

1. — L'importance de la découverte des alcalis végétaux, dans les plantes médicamenteuses a imprimé pendant la première moitié de ce siècle une direction toute spéciale à la thérapeutique.

« La thérapeutique a fait déjà de trop heureuses applications de quelques-unes de ces substances (alcaloïdes) pour qu'on ne s'efforce pas de rechercher encore, dans les végétaux reconnus actifs, les causes de leur action sur l'économie animale. » Tels étaient les termes employés par la Société de Pharmacie, dans un de ses rapports au sujet du principe actif de la Digitale (1835). On croyait, mais à tort, que l'emploi des principes définis permettrait « un dosage rigoureux », pourrait-on dire, de l'action médicamenteuse.

A la suite des travaux de Pelletier et de Caventon, de nombreux chimistes isolèrent tour à tour des végétaux, la plupart des alcaloïdes actuellement connus ; la structure chimique de ces alcaloïdes, toutefois, demeura quelque temps problématique. On savait que ces corps étaient des bases azotées ; mais leur nature resta indéterminée jusqu'au moment où, par suite de la découverte des alcaloïdes artificiels, de la pyridine, de la quinoléine, on put reconnaître que les produits de décomposition de la plupart d'entre eux, étaient des dérivés de ces alcaloïdes artificiels. Les nombreux travaux chimiques qui furent dès lors entrepris sur les alcaloïdes naturels et l'importance de leurs résultats, contribuèrent à faire acquérir à ces substances, une place prépondérante en thérapeutique.

Les découvertes ultérieures de Pasteur firent évoluer la pathologie générale sur des données toutes spéciales ; l'évolution fut très rapide et très fructueuse. La conception nouvelle de l'étiologie d'un certain nombre d'états pathologiques modifia, à son tour en partie, la thérapeutique. On avait besoin de nouveaux médicaments capables de faire face aux nouvelles exigences des thérapeutes.

Les chimistes, dans leur branche, avaient continué à doter la science de nombreuses découvertes aussi fertiles en théorie qu'en application. L'industrie, en général, commençait à user et à bénéficier largement des procédés synthétiques ; il était, dès lors, indiqué de demander, à ces mêmes procédés synthétiques, de former des corps médicamenteux capables de répondre aux nouveaux besoins médicaux. C'est ce qui eut lieu. Les antiseptiques ont été fabriqués en grand nombre. On dut, pour se diriger dans la recherche de ces nouveaux corps, envisager les relations possibles qui existaient entre leur composition chimique et leur action médicamenteuse ; on signala quelques faits intéressants.

Les travaux de Ramsay, Koerner, Knorr, Tafel, Ladenburg, etc., permettaient de fixer peu à peu, d'une façon plus certaine, la constitution chimique des alcaloïdes naturels. Quelques groupements chimiques parurent avoir une importance marquée au point de vue de l'action physiologique des médicaments ; aussi, comme on le faisait pour les antiseptiques, on chercha, dans les procédés synthétiques, des corps capables de répondre aux besoins généraux de la thérapeutique et un moyen pratique de remplacer les alcaloïdes d'extraction. On vit, en effet, successivement éclore un nombre considérable d'analgésiques, d'antipyrétiques, d'anesthésiques généraux et locaux. Ces médicaments sont aujourd'hui légion ; une grande quantité d'entre eux sont déjà tombés dans l'oubli, mais il en reste encore un grand nombre parmi lesquels quelques-uns seulement, paraissent avoir acquis une place marquée ; les autres constituant un bagage plutôt encombrant et superflu.

II. — Il semblerait, étant donné le nombre considérable de

médicaments synthétiques actuellement connus, que des règles générales puissent ressortir de l'ensemble des faits trouvés, et de plus qu'*à priori*, l'action physiologique d'un médicament soit plus ou moins nettement établie, par la considération de sa formule chimique. Il n'en est rien ; on ne peut pas encore aujourd'hui tirer de conclusions formelles des faits acquis. Les mémoires relatifs à cette question sont nombreux dans la littérature scientifique. Toutes les écoles, en effet, s'intéressent vivement à ces questions qui, de jour en jour, acquièrent une importance considérable ; car elles permettent déjà de résoudre certains problèmes de biologie générale. On pourrait citer à ce sujet quantité d'exemples ; nous nous contenterons d'en exposer deux, pour montrer combien est vaste le territoire de cette branche scientifique nouvelle.

Lauder Brunton, signalant un des premiers les bons effets qu'on peut retirer de l'emploi médicamenteux de l'atropine dans les cas d'infection cholérique, estime que l'on peut faire, dans ce cas particulier, un rapprochement entre la muscarine et la toxine cholérique ; en effet, dans les deux cas, l'antagonisme est en tout point comparable, les deux substances ayant une action similaire. Il est donc possible, jusqu'à un certain point, d'admettre une parenté chimique entre les deux corps *toxine* et *muscarine*, et peut-être cette indication permettra-t-elle de déterminer plus exactement cette toxine.

E. Fischer, dans des travaux tout récents, a pu mettre en évidence et interpréter la stéréo-isomérisation des sucres, grâce à l'étude des fermentations, grâce à la « biochimie » de ces fermentations.

Comme le fait à juste titre remarquer M. Hugounenq : « La Chimie organique s'oriente de plus en plus vers la Biologie » et « c'est sur le terrain de la Physiologie et de la Pathologie que la Chimie organique portera bientôt son principal effort. »

La vitalité du protoplasma semble devoir être un réactif spécial qui permettra de différencier certains corps entre eux. Cette puissance de réaction si spéciale qu'il possède, et qui est encore indéfinissable à l'époque actuelle, n'est, sans doute, que la conséquence d'un état moléculaire particulier dû à des mouvements vibratoires intramoléculaires. Elle constitue la vitalité de la molécule albuminoïdique du contenu cellulaire, et donne au cytoplasma la faculté d'entrer en réactions multiples et essentiellement changeantes, en raison de la variabilité des mouvements vibratoires, variabilité qui est en rapport avec la différenciation vitale de chaque élément cellulaire. C'est cet état moléculaire particulièrement « labile », c'est-à-dire instable, du composé albuminoïdique vivant, qui est admis par l'école allemande, et en particulier, par O. Lœw, pour expliquer l'action toxique de certaines substances, dites « catalytiques », action toxique qui serait due à un mouvement vibratoire contrariant et désagrégeant le mouvement vibratoire protoplasmique. Cet état intramoléculaire du protoplasma n'est pas le seul fait qui puisse expliquer l'action des substances toxiques; pour cet auteur en particulier, la molécule albuminoïdique contiendrait un groupement aldéhydique et un groupement amidogène. Dans certains cas, ces deux groupements entrant simultanément ou séparément en combinaison avec les corps étrangers, modifieraient l'état vital de la molécule par la formation de nouveaux corps. Suivant le degré de la substitution, qu'elle soit passagère ou permanente, et, suivant l'intensité de cette substitution, le protoplasma vivant serait simplement influencé dans sa vitalité pour une période plus ou moins longue et d'une façon plus ou moins profonde, ou bien arrêté complètement et, par conséquent, tué.

III. — Sans insister davantage sur l'intérêt que présentent de semblables problèmes, nous allons essayer d'exposer les résultats certains auxquels on est arrivé jusqu'ici. Nous n'avons pas l'intention de tracer l'historique complet de la question, ni d'analyser les nombreux mémoires qui ont paru, car un tel exposé ne pourrait être qu'une longue énumération de faits, sans qu'aucun lien puisse les rattacher entre eux. Comme nous l'avons déjà signalé, il est encore impossible, dans l'état actuel de nos connaissances et malgré le nombre considérable de travaux, parmi lesquels quelques-uns sont très importants, de tirer des conclusions formelles, ayant un intérêt immédiat en pharmacodynamie. Ce résultat est subordonné à plusieurs causes : la diversité des faits étudiés, la très grande variété des méthodes expérimentales, et, enfin, dans beaucoup de cas, l'incertitude même où l'on se trouve au sujet de la constitution du plus grand nombre des corps. Nous ne développerons pas, pour le moment, l'intérêt immédiat de l'établissement d'une méthode générale d'expérimentation, qui permettrait d'établir des comparaisons entre tous les résultats. L'impression exacte que l'on éprouve à la lecture des différents mémoires, c'est que tous les faits accumulés forment un chaos où il est assez difficile de s'orienter, quant aux questions pharmacodynamiques. La toxicologie générale semble, en effet, avoir tiré un profit plus grand des études antérieures; les résultats des investigations peuvent porter ici sur toute l'échelle des êtres, et sont surtout des résultats biologiques. La Pharmacodynamie, au contraire, est une science spéciale, appliquée à un nombre limité d'êtres supérieurs, pour lesquels l'idiosyncrasie est presque la règle et la conséquence d'une extrême différenciation des fonctions. Il ne lui a pas été possible encore de profiter beaucoup des résultats acquis, par suite de la difficulté de l'interprétation des faits observés souvent dans des conditions différentes, et de la variabilité même de ces faits. Rien ne laisse encore prévoir l'action plutôt hypnotique que convulsivante d'un corps par la simple inspection de sa formule de constitution, et nous sommes peut-être encore loin de pouvoir apprécier la raison des faits. Mais, si les études dirigées dans ce sens paraissent encore assez ingrates, elles n'en sont pas moins fort intéressantes, car l'esprit humain, toujours curieux de connaître l'au-delà des choses, trouve dans le fait acquis, aussi petit qu'il soit, un nouvel encouragement pour l'étude de la cause initiale déterminante.

IV. — Les premiers travaux, tentés dans le but d'expliquer les relations qui existent entre un composé chimique et l'action physiologique qu'il exerce, sont dus à BLAKE (1845) et à RABUTEAU (1867). Bien que, dans ce chapitre, nous ne pensions exposer que les connaissances acquises dans la pharmacodynamie comparée des substances d'origine organique, il nous semble fort difficile de passer sous silence les travaux de ces auteurs, car on leur doit, en quelque sorte, d'avoir attiré l'attention des pharmacodynamistes sur l'intérêt de semblables études. RABUTEAU avait cru pouvoir établir deux lois, concernant l'action pharmacodynamique des métaux, la loi atomique et la loi thermique. Il considérait que les métaux étaient doués d'une action physiologique d'autant plus marquée que leur poids atomique était plus élevé et que leur chaleur spécifique était plus faible. M. le Professeur RICHET a démontré depuis, par une longue série d'expériences fort précises, combien l'idée qu'avait RABUTEAU était erronée; les doses mortelles des métaux alcalins, en effet, ne sont pas proportionnelles aux poids absolus mais aux poids moléculaires. Quelques auteurs se sont également occupés de cette question, parmi lesquels LAUDER BRUNTON, P. BINET et d'autres; mais nous n'insisterons pas davantage sur ces travaux qu'il suffit de signaler.

V. — Les substances médicamenteuses qui composent la classe des anesthésiques et celle des hypnotiques paraissent être les seules qui aient jusqu'ici fourni les données les moins incertaines au sujet de la relation qui existe entre leur constitution chimique et les effets physiologiques qu'ils impriment.

Les dérivés chlorés du méthane, le chlorure de méthyle (CH^3Cl), le chlorure de méthylène (CH^2Cl^2), le chloroforme ($CHCl^3$), le tétrachlorure de carbone (CCl^4), jouissent tous à des degrés divers de propriétés anesthésiques. Il en est de même du chlorure d'éthyle (C^2H^5Cl). Les dérivés chlorés de l'éthylène et de l'éthylidène ont tour à tour été proposés comme anesthésiques; le chlorure d'éthylène ($CH^2Cl—CH^2Cl$), le chlorure d'éthylidène (CH^3—$CHCl^2$), le méthylchloroforme, ou chlorure d'éthylidène chloré (CH^3—CCl^3), le perchloréthane (CCl^2—CCl^2) et quelques autres encore, ont été essayés expérimentalement et pratiquement.

Les dérivés bromés et iodés des différents carbures ont eu de même un succès thérapeutique plus ou moins durable; parmi eux nous citerons le bromure d'éthyle (C^2H^5Br); le bromoforme ($CHBr^3$), le bromure d'éthylène (CH^2Br—CH^2Br); l'iodure d'éthyle (C^2H^5I), l'iodure d'amyle ($C^5H^{11}I$), l'iodure d'éthylène (CH^2I—CH^2I).

Tous ces corps sont des anesthésiques plus ou moins marqués; le fait est certain. Mais, à côté de cette propriété, ils possèdent, pour la plupart, des actions secondaires (toxicité, action convulsivante, trop grande rapidité d'élimination, etc.) qui font que ces corps n'ont pas tous acquis droit de cité, dans la thérapeutique journalière. L'introduction dans la molécule des carbures, d'un nombre croissant d'atomes halogénés, n'augmente pas, en général, comme on eût pu le penser, la valeur anesthésique des dérivés; tandis qu'elle élève souvent leur toxicité, et modifie en partie leur action physiologique dans bien des cas. Le chlorure de méthylène par exemple (CH^2Cl^2) détermine de l'anesthésie, mais en même temps une vive agitation convulsive, qui rappelle jusqu'à un certain point les crises de strychnisme. Le chloroforme, au contraire, produit une anesthésie durable, accompagnée, il est vrai, d'une légère agitation passagère; mais il est moins toxique que son homologue inférieur. C'est surtout dans la série des composés halogénés de l'éthylène et de l'éthylidène, que l'action physiologique des dérivés est variable, inconstante et irrégulière. Chaque substance semble impressionner la cellule nerveuse d'une façon spéciale; il est encore impossible de pouvoir en saisir la raison. A quoi attribuer ces différences d'action? Existe-t-il une asymétrie dans la molécule (G. Pouchet); faut-il admettre que le chlore (Heymann's et Buck) est susceptible d'entrer en combinaison dans ces différents corps avec des valences variables? On ne peut encore que faire des hypothèses, et en acceptant même l'interprétation de Binz, cela n'expliquerait en rien la diversité des faits observés. Si, d'une part, les dérivés halogénés ne doivent leurs propriétés anesthésiques qu'à l'halogène qu'ils contiennent, et si d'autre part cet halogène est seul à donner à la molécule son pouvoir pharmacodynamique (pour Binz, en effet, l'élément halogène est hypno-anesthésique par nature), pourquoi les dérivés halogénés présentent-ils entre eux des différences d'action souvent très marquées ? Un seul fait paraît donc établi jusqu'ici ; c'est le suivant :

L'introduction d'un élément halogène dans la molécule d'un carbure de la série grasse, semble déterminer dans le dérivé formé des propriétés physiologiques nouvelles, qui la plupart du temps, en font un anesthésique plus ou moins marqué.

Il est difficile en effet, d'accorder à la seule introduction de chlore, de brome ou d'iode, dans la molécule d'un carbure gras, le pouvoir de déterminer l'apparition de propriétés physiologiques nouvelles. Le dérivé formé paraît plutôt exalter les propriétés latentes du carbure. Les carbures et, en particulier, les premiers termes des séries peuvent être considérés, jusqu'à un certain degré, comme doués de propriétés anesthésiques. Le méthane, CH^4, l'éthane C^2H^6, le propane C^3H^8, le butane C^4H^{10}, s'ils sont employés purs et non mélangés à l'air, agissent comme anesthésiques (Lauder Brunton) ; l'octane C^8H^{18}, l'heptane normal C^7H^{16}, sont des anesthésiques qui agiraient comme le chloroforme, donnant lieu à une excitation plus marquée, et quelquefois à des vomissements. L'éthylène C^2H^4, le propylène C^3H^6, le butylène (C^4H^8) seraient également des hypno-anesthésiques ; et l'éthylène mélangé à environ deux fois son volume d'air, déterminerait chez les lapins un état hypnotique certain (Eulenburg). L'acétylène C^2H^2, d'après Lewin, mélangé à l'air dans la proportion de 1 %, provoquerait chez les Mammifères un état hypnotique, mais ici il y aurait en même temps quelques phénomènes asphyxiques et cardiaques. Enfin, le pental (amylène, triméthyléthylène), C^5H^{10}, est un anesthésique vrai qui a reçu des applications thérapeutiques. Les faits semblent donc démontrer, que les carbures peuvent avoir jusqu'à un certain degré des propriétés anesthésiques réelles, qui ne ressortiraient pas seulement de leur état physique et de leur volatilité, puisque certains de ces corps ont des points d'ébullition assez élevés : l'amylène 38°, l'heptane normal 96°. Des expériences de contrôle complémentaires permettraient peut-être de voir si ces carbures jouissent réellement de propriétés pharmacodynamiques véritables.

Si l'expérience confirmait les faits déjà connus, peut-être pourrait-on se rendre compte de la valeur convulsivante, ébriogène ou anesthésique, des alcools, des dérivés halogénés, et en général des dérivés des carbures de la série grasse, ainsi que de la valeur pharmacodynamique des radicaux de ces carbures.

VI. — Les alcools ont donné lieu à un certain nombre de travaux importants au sujet de leur action physiologique : nous citerons ceux, de Rabuteau, de Dujardin-Beaumetz et Audigé, de Gibbs et Reichert, de von Mering.

Les recherches entreprises s'adressent plutôt à la toxicologie de ces corps. On sait, en effet, que les dérivés alcooliques des carbures saturés ont une toxicité croissante avec le degré de complexité de la molécule.

L'équivalent toxique de l'alcool éthylique étant représenté par 1 : celui de l'alcool propylique sera 1/2, de l'alcool butylique 1/3, de l'alcool amylique 1/4. Les isomères de l'alcool butylique ont été également l'objet de recherches toxicologiques; de tous ses isomères, l'alcool butylique normal, paraît être le plus toxique. Au point de vue pharmacodynamique, tous les alcools paraissent doués de propriétés plus ou moins narcotiques. Ces propriétés sont toutefois variables, et en relation d'une part avec le degré de solubilité et de volatilité de ces composés, d'autre part avec le degré plus ou moins prononcé de leur absorption. Nous ne pouvons insister davantage sur ces faits, sans sortir des limites du cadre de cet exposé.

Les seuls résultats intéressants connus jusqu'ici quant à la pharmacodynamie des alcools, ressortent d'un certain nombre de recherches entreprises par von MERING. Cet auteur a pu conclure d'expériences réalisées sur des lapins auxquels il fit ingérer des alcools divers, que l'action narcotique des alcools croît d'une façon continue, si l'on passe d'un alcool primaire, à un alcool secondaire, ou à un alcool tertiaire. Le méthyléthylcarbinol (alcool butylique secondaire) possède un pouvoir narcotique deux fois plus énergique que l'alcool normal; le triméthylcarbinol (alcool butylique tertiaire) est de beaucoup le plus actif de tous les isomères de la série ; l'alcool butylique normal, faiblement narcotique est le plus toxique de tous ces isomères. Les recherches de von MERING confirment, en outre, les faits que nous citons plus haut quant à la toxicité des alcools.

VII. — L'introduction dans la molécule d'un composé d'un résidu alcoolique (alkyle), et, en particulier du résidu éthyle C^2H^5. détermine dans le dérivé formé des propriétés physiologiques nouvelles. Ce fait a été mis en évidence dans un travail remarquable de BAUMANN et KAST, relatif aux sulfonals. Ces auteurs ont montré que, si dans la molécule d'un disulfone

$$R \begin{matrix} \diagup SO^2—R \\ \diagdown SO^2—R' \end{matrix}$$

on introduit des alkyles, les dérivés formés acquièrent des propriétés particulières variables avec le nombre et la qualité des résidus alcooliques.

Tandis que le diméthylsulfonediméthylméthane, est un hypnotique très faible et inconstant, le sulfonal (diéthylsulfonediméthylméthane) est un bon hypnotique ; cette propriété, plus marquée encore dans le trional, est portée à son maximum dans le tétronal. Cela ressort avec netteté de l'examen des formules

$$CH^3 \diagdown C \diagup SO^2CH^3 \quad ; \quad CH^3 \diagup C \diagdown SO^2CH^3$$

Dimethyl sulfone diméthyl méthane

$$CH^3 \diagdown C \diagup SO^2C^2H^5 \quad ; \quad CH^3 \diagup C \diagdown SO^2C^2H^5$$

Sulfonal

$$C^2H^5 \diagdown C \diagup SO^2C^2H^5 \quad ; \quad CH^3 \diagup C \diagdown SO^2C^2H^5$$

Trional

$$C^2H^5 \diagdown C \diagup SO^2C^2H^5 \quad ; \quad C^2H^5 \diagup C \diagdown SO^2C^2H^5$$

Tétronal

Le rôle du groupe C^2H^5 apparaît aussi nettement, dans les uréthanes. En effet, si dans l'acide carbamique (acide théorique), on substitue à l'hydrogène de l'hydroxyle, un radical C^2H^5 par exemple, on obtient un corps qui n'est autre que l'éthyluréthane, ou *Uréthane*, corps employé comme hypnotique. Alors que l'acide carbamique, injecté chez des animaux sous forme de carbamate de soude (Massen et Pawlow), donne lieu par suite de sa décomposition dans l'organisme à des effets toxiques très marqués, et possède un pouvoir narcotique très faible ; l'uréthane au contraire est un hypnotique vrai. L'introduction du groupe C^2H^5, ne diminue pas seulement la toxicité du corps nouveau, mais, modifiant sa décomposition, lui donne des propriétés thérapeutiques.

$$O{=}C \begin{cases} AzH^2 \\ OH \end{cases}$$

Acide carbamique

$$O{=}C \begin{cases} AzH^2 \\ O.C^2H^5 \end{cases}$$

Uréthane

On pourrait citer, pour les acétals, les urées substituées et pour d'autres corps, des exemples analogues ; ceux que nous venons de donner suffisent à montrer l'importance du radical C^2H^5.

Les résultats acquis au sujet des autres alkyles, ne permettent pas de généraliser le rôle des radicaux alcooliques.

VIII. — Nous n'approfondirons pas davantage l'étude soit toxique soit pharmacologique, des corps azotés de la série grasse, et des corps à molécule complexe de la même série, d'autant plus qu'aucune loi générale ne saurait se dégager des expériences entreprises jusqu'à ce jour. Toutefois nous signalerons deux faits, l'un assez général, concernant les nitrites et les nitrates, l'autre plus particulier, relatif à la polymérisation.

Certains dérivés acides oxygénés de l'azote, l'acide nitreux et l'acide nitrique, paraissent, dans la majorité des cas, introduire, dans la molécule de leurs produits dérivés, des propriétés physiologiques spéciales dont la plus importante est l'action vaso-dilatatrice. Les éthers nitreux de carbures de la série grasse ont tout d'abord été employés en thérapeutique; tels sont : le nitrite d'amyle ($C^5H^{11}AzO^2$), le nitrite d'éthyle ($C^2H^5—AzO^2$), la nitroglycérine $C^3H^5O^3$ $(AzO^2)^3$. Cette action n'appartient cependant pas exclusivement aux dérivés organiques ; elle se rencontre également dans les nitrites alcalins. Toutefois ces corps ayant à la fois un pouvoir toxique assez énergique qui s'exerce directement sur le sang, et un effet trop transitoire au point de vue thérapeutique, les pharmacologistes ont dû rechercher d'autres composés à action physiologique prédominante analogue. Un certain nombre de nitrates, ou plutôt d'éthers nitriques, paraissent doués des mêmes propriétés. Les nitrates de la série grasse possèdent des propriétés vaso-dilatatrices plus ou moins prononcées; enfin récemment Bradbury a introduit dans la thérapeutique le tétranitrate d'érythrol, et l'hexanitrate de mannitol. Ces corps paraissent jouir d'une action vaso-dilatatrice très marquée, et supérieure à celle du nitrate de méthyle, et du dinitrate de glycol. L'introduction des dérivés oxygénés de l'azote dans une molécule organique, communiquerait donc au dérivé des propriétés spéciales.

La polymérisation peut, dans certains cas, modifier l'action physiologique des corps. Cette modification est intéressante à signaler pour les dérivés polymérisés de l'aldéhyde éthylique. Ce dernier composé, qui est un anesthésique incertain, ne peut être employé en thérapeutique, à cause de la période de vive excitation cérébrale à laquelle il donne lieu au début, et en raison des phénomènes d'asphyxie consécutifs.

L'un de ses deux dérivés polymérisés, la paraldéhyde, peut être utilisé au contraire comme hypnotique, presque au même titre que le chloral. Ce dérivé a totalement perdu l'action excitante sur le cerveau que possède l'aldéhyde. La métaldéhyde, second dérivé polymérisé isomère du précédent, ne peut être, par contre, utilisée en pharmacologie, car sa toxicité est beaucoup plus élevée que celle de la paraldéhyde, et, de plus, elle paraît avoir une action marquée sur la moelle (Coppola). C'est un fait curieux à noter non seulement à cause de la modification apportée dans l'action physiologique par la polymérisation, mais surtout en raison de la divergence d'action des deux composés polymérisés isomères. Cette différence dans l'action de ces deux derniers corps, paraît assez difficile à expliquer en effet, si l'on n'admet pas, ce qui paraît actuellement démontré, que ces deux isomères sont des isomères stéréochimiques.

Telles sont les données les mieux établies, et les plus importantes, en ce qui concerne les corps de la série grasse; nous allons voir maintenant les résultats acquis pour les dérivés de la série aromatique.

IX. — Dujardin-Beaumetz et Bardet, ont tenté, à la suite d'études entreprises sur l'action comparée des corps de la série aromatique de donner une loi permettant *a priori* d'apprécier la dominante des trois propriétés qui caractérisent l'action physiologique de ces corps.

Ces auteurs attribuent, aux groupements OH, AzH^2, et AzH R (R étant un radical de la série grasse), la caractéristique de l'action pharmacodynamique des dérivés de la série aromatique; les premiers seraient des antiseptiques, les seconds des antipyrétiques, les troisièmes des analgésiques. Une telle généralisation entraîne forcément de nombreuses exceptions. Aussi, tout en signalant cette loi, qui, évidemment très séduisante, répond assez exactement aux faits connus, nous croyons qu'il ne faut l'accepter encore que sous réserves.

Les très remarquables travaux de P. Binet, sur l'action physiologique générale et comparative du benzène, du groupe général des phénols et de leurs dérivés, montrent que tous ces composés cycliques ont une action similaire. Les dérivés de substitution du benzène, ne diffèrent entre eux que par des actions physiologiques secondaires, ou par une plus ou moins grande toxicité qui paraît obéir à certaines règles. Sans entrer dans le détail des expériences minutieuses et savamment conduites de l'auteur, ni dans la discussion des phénomènes observés, nous citerons les quelques faits essentiels qui résultent de ce travail.

Les divergences dans l'action physiologique des isomères de position, qui n'étaient encore qu'une constatation, semblent dépendre de certaines règles. « Quand les groupements isomériques, dit l'auteur, contribuent tous deux à l'activité physiologique de la molécule, leur rapprochement paraît augmenter la toxicité de celle-ci ; quand, au contraire l'un de ces groupes accentue la toxicité, tandis que l'autre l'atténue, leur rapprochement aurait pour effet de diminuer la toxicité générale de la molécule. »

En plus des faits d'isomérisation, les variations de toxicité de la molécule de phénol dépendent de l'influence propre du groupe substitué.

« Si le groupe substitué est presque inactif, il diminuera la toxicité proportionnellement au poids qu'il introduit dans la molécule et aussi selon la place qu'il occupe : tel est généralement le cas pour les radicaux alkyliques. Si l'activité de ce groupe est faible par rapport à la fonction principale de la molécule, il atténuera la toxicité ; il en est ainsi pour les groupes acides CO.OH, aldéhydique CO.H et alcoolique CH^2OH par rapport à l'hydroxyle phénolique. Mais déjà ces groupes, surtout les deux derniers, peuvent modifier la nature de la toxicité. Enfin des groupes possédant une activité énergique tels que AzH^2 et AzO^2 font vivement sentir dans la molécule leur influence nocive spéciale. »

Enfin, il résulte, de l'étude physiologique du benzène, une conséquence importante. « Le benzène, dit BINET, provoque des phénomènes symptomatiques analogues à ceux que produisent les phénols, mais avec moins d'intensité et surtout avec une toxicité infiniment plus faible. On peut donc dire que le tremblement et les secousses spasmodiques peuvent être produits déjà, bien qu'atténués, par la molécule aromatique simple du benzène, mais que la présence de l'hydroxyle phénolique a pour effet d'exagérer à la fois la toxicité et l'intensité des manifestations symptomatiques. »

Cette dernière conclusion des travaux de P. BINET nous semble avoir une importance particulière. Il paraît en effet, comme conséquence des faits signalés par cet auteur, possible de prévoir pour les molécules des homologues de condensation supérieurs du benzène [1], pour ceux toutefois dont le poids moléculaire n'est pas trop élevé, une valeur physiologique positive, similaire peut-être à celle du benzène. Or, si l'expérience vérifie l'hypothèse, il y aurait à faire, entre les carbures de la série aromatique et ceux de la série grasse, un rapprochement intéressant. Il semble en effet exister pour les carbures cycliques les mêmes faits que ceux que nous avons signalés plus haut à propos des carbures acycliques. Les dérivés de substitution de ces corps ne paraissent qu'exalter et rendre apparente une propriété qui existait à l'état latent dans la molécule de carbure même. L'étude spéciale de ces carbures permettrait peut-être d'expliquer un certain nombre de faits qui ont été constatés pour leurs dérivés, et qui ne présentent encore aucun lien entre eux. On pourrait dès lors envisager, dans la série grasse et dans la série aromatique, deux groupes de corps possédant chacun pour leur part, une direction physiologique primitive générale, que des causes secondaires (substitutions dans les molécules des carbures de chaque groupe) seraient susceptibles de modifier plus ou moins profondément.

[1] Benzène, Naphtalène, Anthracène.

Grâce à cette considération on pourrait peut-être unifier, et classer les résultats si nombreux et si divers connus jusqu'ici.

Nous ne pensons pas devoir exposer la quantité de faits, d'interprétation si différente auxquels a donné lieu l'étude physiologique des divers alcaloïdes, ou de leurs dérivés. Il nous paraît très difficile, pour ne pas dire impossible, d'essayer d'établir, entre tous ces corps si complexes, une comparaison quelconque. Ce serait être un peu hâtif en déductions, et les résultats qu'on pourrait en retirer auraient peut être un caractère trop imaginaire. Si, en effet, l'accord paraît exister sur la constitution moléculaire de quelques rares alcaloïdes, la constitution de la grande majorité de ces corps reste encore aujourd'hui très incertaine et en partie problématique. Toutefois, il semble résulter des recherches entreprises sur la pyridine, la pipéridine, la quinoléine, que toutes ces molécules nucléaires, qui constituent le squelette d'un certain nombre d'alcaloïdes, possèdent en elles-mêmes des propriétés physiologiques spéciales, tout comme le noyau benzénique. Mais, si l'étude des dérivés du benzène est quelque peu connue dans son ensemble, et si l'on peut reconnaître dans les effets qu'ils produisent un certain enchaînement, il n'en est plus du tout de même des dérivés des bases synthétiques que nous venons de signaler. L'étude chimique de ces corps, bien que très avancée, manque encore d'homogénéité, et, lorsque l'on veut établir des règles de pharmacodynamie comparée, il faut se contenter de constater des faits qui ne peuvent soutenir aucune généralisation.

Les mêmes remarques s'appliquent aux corps à molécule nucléaire, autres que ceux dont nous venons de parler. Le pyrrol et ses dérivés ont fourni quelques données ; mais il est encore difficile de dégager des faits connus, l'action possible des molécules nucléaires primordiales de tous ces corps.

En raison de la complexité des résultats acquis jusqu'ici au sujet des dérivés nucléaires, nous avons entrepris l'étude d'un certain nombre de ces corps. Il nous a paru plus intéressant de débuter dans nos recherches par l'examen de quelques composés dont la constitution chimique semble nettement établie aujourd'hui. Un travail d'ensemble sur la toxicologie comparée des diazols eût été préférable ; mais nous avons dû nous limiter dans cette étude trop vaste pour être traitée en une fois. Nous présentons aujourd'hui la première série de nos recherches, nous réservant d'exposer par la suite les résultats d'expériences ultérieures.

Qu'il nous soit permis, avant d'exposer le résultat de nos travaux, d'adresser, à ceux qui nous ont guidé dans nos études scientifiques et médicales, le témoignage de notre bien vive reconnaissance et de notre sincère dévouement. Nous tenons à rendre ici un dernier hommage à la mémoire de notre bien regretté maître, le Professeur Laboulbène ; nous n'oublierons jamais les marques de sympathie dont il nous a si souvent donné maintes preuves, et les conseils si paternels qu'il nous a toujours prodigués.

M. le Professeur Blanchard a droit à toute notre cordiale gratitude pour l'intérêt tout spécial qu'il nous a sans cesse témoigné.

Quant à notre Maître, M. le Professeur Pouchet, nous ne saurions lui exprimer toute la reconnaissance et tout l'attachement affectueux de son élève. Nous avons constamment trouvé en lui, depuis cinq ans bientôt, un guide affectueux et sûr, dont les conseils judicieux et expérimentés ont contribué pour la plus large part à diriger nos efforts et à imprimer à nos travaux une rigoureuse direction scientifique. Notre plus vif désir est de pouvoir le seconder longtemps encore, et de joindre nos modestes efforts aux siens, dans la tâche qu'il s'est imposée de créer un enseignement à la fois théorique et pratique, qui constitue une rénovation complète des études pharmacologiques.

Enfin nous ne saurions oublier d'adresser, en terminant, à notre collègue et ami Brissemoret, l'expression de nos sentiments les plus sympathiques et l'assurance d'une bonne et franche amitié qui ne se démentira pas.

INTRODUCTION

En 1855 Bachetti [1] signalait l'action toxique sur l'organisme animal de quelques bases organiques artificielles. Ses expériences avaient porté sur l'amarine ($C^{21}H^{18}Az^2$), sur la furfurine ($C^{15}H^{12}Az^2O^3$), et sur l'anisine ($C^{24}H^{24}Az^2O^3$).

Il avait remarqué que, chez un chien, l'absorption de 3 *grains* d'acétate d'amarine, mis sous le derme de l'animal, occasionnait la mort en une demi-heure après avoir donné lieu à des accès convulsifs assez vifs; que l'absorption par la voie stomacale de 2 *grains* d'acétate d'amarine déterminait 20 minutes après l'ingestion, quelques attaques convulsives passagères, de l'hypersécrétion salivaire, des vomissements, de la dyspnée, mais que l'animal recouvrait la santé huit heures après l'ingestion de la substance toxique. Les expériences qu'il fit alors sur des lapins, des cobayes, sur des oiseaux, sur des grenouilles, sur des poissons lui donnèrent les résultats suivants :

Chez des lapins (6 expériences), des cobayes (3 expériences), l'absorption par le tissu cellulaire sous-cutané, ou l'ingestion de 1 *grain* d'acétate d'amarine, détermine, au bout de 5 à 10 minutes environ, des tremblements généraux, des phénomènes paralytiques, des convulsions. L'absorption par le tissu cellulaire sous-cutané paraît, toutefois, déterminer des accidents beaucoup plus graves, suivis de mort; la mort arrivant au bout de trois quarts d'heure.

L'absorption sous-cutanée d'acétate d'amarine détermina chez des grenouilles, des poissons, des oiseaux, la mort en quelques

[1] *Jahresbericht von Chemie*, p. 561, 1855.

minutes, au milieu des mêmes symptômes d'intoxication.

Les expériences que Bachetti fit sur l'acétate de furfurine et sur l'anisine, sont bien moins nombreuses; mais il vit, toutefois, que l'absorption par le tissu cellulaire sous-cutané de 1 *grain* d'acétate de furfurine détermine la mort, chez un cobaye, en l'espace d'une demi-heure, et, qu'à doses moindres, le même phénomène avait lieu chez des oiseaux et des grenouilles. Quant à l'anisine, il trouva que son action était moins énergique, mais il ne signala pas de morts.

Aujourd'hui que ces corps, amarine, furfurine, anisine, paraissent définitivement rangés dans un groupe organique déterminé, il était intéressant de reprendre leur étude, et de voir si leur constitution chimique ne permet pas d'expliquer leur action nocive. Le problème qui se pose, en effet, est le suivant :

La toxicité de l'amarine, de la furfurine, de l'anisine est-elle simplement due à une condensation moléculaire, ou ne serait-il pas plus exact de voir, dans la formule de constitution nucléaire de ce corps, la cause déterminante de cette toxicité?

Nos recherches ont porté sur l'amarine, la furfurine, l'anisine, la lysidine, la lophine, l'hydrobenzamide, la furfuramide. Bien que ces deux derniers composés ne soient pas des azols, leur étude a été nécessaire, pour permettre l'interprétation des phénomènes observés sous l'influence des premiers.

Nous divisons notre travail en quatre chapitres :

1° Exposé chimique.
2° Étude physiologique.
3° Interprétation des phénomènes observés.
4° Observations expérimentales. — Conclusions.

ESSAI DE TOXICOLOGIE COMPARÉE

DE

QUELQUES AZOLS

CHAPITRE PREMIER

Les aldéhydes aromatiques et le furfurol, qui, par un certain nombre de ses propriétés se rapproche de ces aldéhydes, forment avec l'ammoniaque des composés azotés neutres désignés sous le nom d'*hydramides*.

Ces corps prennent naissance par la combinaison de 3 molécules d'aldéhyde et de 2 molécules d'ammoniaque avec départ de 3 molécules d'eau, par suite de l'élimination totale de l'oxygène aldéhydique et de l'hydrogène de l'ammoniaque.

L'aldéhyde benzoïque ou benzylique, par exemple, ou essence d'amandes amères, ou phénylméthanal donne dans ces conditions l'hydrobenzamide ou benzylhydramide.

$$\underset{\text{Phénylméthanal}}{3C^6H^5—CHO} + 2AzH^3 = \underset{\text{Hydrobenzamide}}{(C^6H^5—CH)^3Az^2} + 3H^2O.$$

Les hydramides sont des corps solides, cristallisés, insolubles dans l'eau, solubles dans l'alcool et l'éther, facilement décomposables.

Les hydramides ont pour caractère fondamental de se décomposer sous l'action d'un acide fort. L'acide s'unit à l'ammoniaque en régénérant l'aldéhyde par fixation d'eau.

$$(R—CH)^3Az^2 + 2HCl + 3H^2O = 2AzH^4Cl + 3R—CH.O.$$

Sous l'influence de l'hydrogène, les hydramides donnent naissance à une amine primaire et à une amine secondaire. Cette réaction a permis d'établir la constitution de ces corps; si, en effet, R est le radical attenant à la fonction aldéhyde, la formule générale des hydramides sera,

$$\begin{array}{c} R—CH=Az—CH—Az=CH—R \\ | \\ R \end{array}$$

et, sous l'influence de l'hydrogénation par fixation, de H^6, on obtient la réaction ci-dessus énoncée :

$$R—CH^2—AzH—CH^2—R + H^2Az—CH^2R.$$

Un caractère important des hydramides est leur transformation, sous certaines conditions déterminées, en bases isomères que les acides ne dédoublent plus. Cette isomérisation a lieu sous l'action de la chaleur, en maintenant ces corps pendant quelque temps au-dessus de leur point de fusion, ou sous l'action des alcalis dilués bouillants. Cette isomérisation est accompagnée d'un dégagement de chaleur ainsi qu'il résulte des déterminations calorimétriques et des expériences récentes dues à M. Delépine [1], dégagement de chaleur très manifeste quand la transformation est rapide comme cela à lieu pour la furfurine par exemple [2].

Les isomères des hydramides ne sont pas des corps neutres comme leurs générateurs, mais des *bases* désignés par le suffixe *ine*. Ex : Amarine, furur-fine, anis-ine.

L'isomérisation fait, en outre, subir aux hydramides une transformation moléculaire. Les groupes Az et CH s'assemblent en donnant lieu à la formation d'un noyau du type glyoxaline dihydrogéné ou *glyoxalidine*.

L'hydrobenzamide, par exemple, fournit ainsi de l'amarine, par isomérisation et donne lieu aux réactions suivantes :

$$\underset{\text{Hydrobenzamide}}{\left.\begin{array}{l} C^6H^5—CH=Az \\ C^6H^5—CH=Az \end{array}\right\rangle CH—C^6H^5} = \underset{\text{Amarine}}{\left.\begin{array}{l} C^6H^5—CH — Az \\ \quad\quad\;\; | \\ C^6H^5—CH—AzH \end{array}\right\rangle C—C^6H^5.}$$

La preuve de la condensation moléculaire, et de la constitution

[1] M. Delépine, *Amines et amides dérivés des aldéhydes*. Th. Fac. Sc. Paris 1898.

[2] M. Delépine, *loco citato*, p. 130.

nucléaire des corps obtenus, par isomérisation des hydramides, existe dans ce fait que, par la déshydrogénation de ces corps, on obtient des glyoxalines. L'amarine par exemple, donne, par perte de H^2, un nouveau corps, la lophine ou triphénylglyoxaline, corps qui répond au schéma constitutif suivant :

$$\begin{array}{l} C^6H^5-C-Az \diagdown \\ \quad\quad\ \ \| \quad\quad\quad\ \ \rangle C-C^6H^5. \\ C^6H^5-C-AzH \diagup \end{array}$$

La constitution nucléaire de ce dernier corps est démontrée par son mode de formation synthétique, à l'aide du benzile, de l'aldéhyde benzoïque et de l'ammoniaque

$$\underset{\text{Benzile}}{C^{14}H^{10}O^2} + \underset{\text{Ald. benzoïque}}{C^7H^6O} + 2AzH^3 = \underset{\text{Lophine}}{C^{21}H^{16}Az^2} + 3H^2O$$

ou en développant les schémas de ces corps.

$$\begin{array}{l} C^6H^5-C\,O + Az\begin{cases}H\\H\\H\end{cases} \\ \quad\quad\ \ | \quad\quad\quad\quad\quad\quad\quad + HO\,C - C^6H^5 = \\ C^6H^5-C\,O + Az\begin{cases}H\\H\\H\end{cases} \end{array}$$

$$\begin{array}{l} C^6H^5-C-Az \diagdown \\ \quad\quad\ \ \| \quad\quad\quad\ \ \rangle C-C^6H^5+3H^2O. \\ C^6H^5-C-AzH \diagup \end{array}$$

La série de réactions, que nous venons de passer en revue, démontre donc bien que les isomères des hydramides sont des corps condensés que l'on peut représenter par des schémas constitutifs nucléaires.

Toutefois, si la constitution nucléaire de l'amarine est certaine, la constitution exacte de ce corps reste quelque peu indéterminée. L'hydrogénation de la lophine permet, en effet, d'attribuer à l'amarine un schéma constitutif différent de celui que nous avons indiqué plus haut. Les deux formules proposées de l'amarine sont en effet :

$$\underset{(1)}{\begin{array}{l} C^6H^5-CH-Az \diagdown \\ \quad\quad\ \ | \quad\quad\quad\ \ \rangle C.C^6H^5 \\ C^6H^5-CH-AzH \diagup \end{array}} \qquad \underset{(2)}{\begin{array}{l} C^6H^5-C-AzH \diagdown \\ \quad\quad\ \ \| \quad\quad\quad\ \ \rangle CH-C^6H^5 \\ C^6H^5-C-AzH \diagup \end{array}}$$

La formule (1) est la formule dite asymétrique, et la formule (2) la formule dite symétrique.

Japp et Robinson[1] avaient proposé la formule symétrique.

Claus[2] adopte la formule asymétrique, parce que cette formule est la seule qui lui permette d'expliquer la formation d'isomères métamériques qu'il a obtenus par l'action de deux réactifs employés dans un ordre différent. La benzylbenzoylamarine engendrée par l'action du chlorure du benzyle sur la benzoylamarine, n'est pas identique à la benzoylbenzylamarine, obtenue par l'action du chlorure de benzoyle sur la benzylamarine.

La formule établie par Claus paraît être la formule la plus généralement acceptée aujourd'hui ; c'est elle que nous adoptons.

Les hydramides fournissent, comme produits d'isomérisation, à côté de l'amarine, la *furfurine*, l'*anisine*, la *cumidine*.

$$\begin{array}{l} C^4H^3O—CH — Az \diagdown \\ \quad\quad\quad | \quad\quad\quad\quad\quad\ \ C—C^4H^3O, \\ C^4H^3O—CH—AzH \diagup \end{array} \qquad \begin{array}{l} CH^3O—C^6H^4—CH — Az \diagdown\!\!\diagdown \\ \quad\quad\quad\quad\quad\quad | \quad\quad\quad\quad\quad\ \ C—C^6H^4—CH^3O. \\ CH^3O—C^6H^4—CH—AzH \diagup \end{array}$$

Furfurine — Anisine

A côté de ces corps, se rangent, dans le même groupe glyoxalidine, divers autres corps synthétiques, la *lysidine* ou *méthylglyoxalidine*; la *phénylglyoxalidine*; l'*éthylglyoxalidine*; la *propylglyoxalidine*, qui s'obtiennent en chauffant les dérivés diamidés de l'éthylène diamine ; en même temps que la formation de la glyoxalidine, il y a élimination d'une molécule d'acide, comme l'indiquent les réactions suivantes :

$$\begin{array}{l} CH^2—AzH—CO—CH^3 \\ | \\ CH^2—AzH—CO—CH^3 \end{array} = \begin{array}{l} CH^2 — Az \diagdown\!\!\diagdown \\ | \quad\quad\quad\quad\quad C—CH^3 + CH^3—CO^2H \\ CH^2—AzH \diagup \end{array}$$

Diacétyléthylènediamino — Lysidine

$$\begin{array}{l} CH^2—AzH—CO—C^6H^5 \\ | \\ CH^2—AzH—CO—C^6H^5 \end{array} = \begin{array}{l} CH^2 — Az \diagdown\!\!\diagdown \\ | \quad\quad\quad\quad\quad C—C^6H^5 + C^6H^5—CO^2H. \\ CH^2—AzH \diagup \end{array}$$

Dibenzoyléthylènediamine — Phénylglyoxalidine

Il existe, en outre, une bisglyoxalidine.

$$\begin{array}{l} CH^2 — Az \diagdown\!\!\diagdown \quad\quad\quad \diagup\!\!\diagup Az — CH^2 \\ | \quad\quad\quad\quad\quad C—C \quad\quad\quad\quad\quad | \\ CH^2—AzH \diagup \quad\quad\quad \diagdown AzH—CH^2 \end{array}$$

[1] Japp et Robinson. D. Ch. Ges. XV, p. 1268.
[2] Claus. D. C. Ges. XVIII, p. 1670.

Propriétés. — Tous ces corps sont des bases, capables de fournir des sels simples et des sels doubles. Ils sont solides et résistent bien à des températures assez élevées.

Pour terminer l'étude chimique des corps que nous avons expérimentés, nous passerons en revue les principales propriétés de chacun d'eux, en indiquant leurs caractères d'identité.

1° **Amarine**[1]. — Ce corps cristallisé en petits cristaux blancs, fusibles à 100°, presque insipide, a un léger degré d'amertume. Insoluble dans l'eau, il est soluble dans l'alcool et l'éther. Ses sels sont presque tous insolubles dans l'eau, l'acétate excepté. Nous ne nous sommes toutefois pas servi directement de ce sel et nous avons préféré l'obtenir au moment même de l'emploi. Pour ce faire on dissout dans XVIII à XX gouttes d'acide acétique glacial, 50 à 60 centigrammes d'amarine, et on étend la solution ainsi obtenue avec de l'eau, jusqu'à dilution voulue. Le léger excès d'acide acétique permet à la solution de se conserver pendant plusieurs mois.

2° **Furfurine.** — Cette base est en cristaux aiguillés, soyeux. Insoluble dans l'eau froide, peu soluble dans l'eau chaude, elle se dissout aisément dans l'alcool et l'éther. Ni odeur, ni saveur. Cette base fournit un assez grand nombre de sels, tous très solubles dans l'eau. Nous avons employé l'azotate de furfurine en solutions. Ces solutions se conservent parfaitement.

3° **Anisine.** — Ce corps que nous avons eu à l'état anhydre, point de fusion 101°, a été transformé en chlorhydrate. Ce sel peu soluble dans l'eau froide, facilement soluble dans l'eau à 40°, a été employé en solutions aqueuses tièdes.

4° **Furfuramide.** — Corps cristallisé en fines aiguilles, à odeur

[1] Nous devons à l'amabilité de notre ami Delépine, préparateur au Collège de France, l'amarine, la furfurine, l'anisine et la furfuramide. Ces produits sont ceux qui lui ont permis de faire ses recherches thermochimiques. Nous tenons à lui adresser ici en même temps que tous nos vifs remerciements l'assurance de notre sincère et affectueuse amitié.

désagréable, piquante. Ce corps étant insoluble dans l'eau, nous l'avons employé pulvérisé et porphyrisé, mis en suspension dans des quantités déterminées d'huile de vaseline neutre.

5° **Hydrobenzamide.** — Ce corps (produit commercial purifié), se présente sous forme d'aiguilles cristallisées, solubles dans l'alcool et l'éther, insipides. Pulvérisé et porphyrisé, ce produit a été employé après avoir été mis en suspension dans de l'huile de vaseline neutre.

6° **Lophine.** — Corps en petites aiguilles blanches cristallines, insipides, inodores. Étant également insolubles dans les véhicules physiologiques, ce produit, pulvérisé et porphyrisé, a été mis en suspension dans de l'huile de vaseline neutre.

7° **Lysidine.** — Ce produit, préconisé en thérapeutique il y a quelques années, dans le traitement de la diathèse urique, se rencontrait au début dans le commerce sous forme de solution aqueuse au titre de 50 %. La lysidine, en effet, est un corps cristallisé, blanc rougeâtre, à odeur vireuse désagréable, tombant facilement en deliquium, caractère qui avait fait prévaloir en pharmacologie son emploi sous forme de soluté. La lysidine formant avec l'acide tartrique un sel stable, c'est à ce sel qu'on a recours actuellement, et c'est lui qu'on trouve dans le commerce. C'est une poudre blanche, insipide, inodore, très facilement soluble dans l'eau. Le tartatre acide de lysidine (bitartrate de lysidine, nom commercial) renferme environ son tiers de lysidine, 3,6 parties pour 10. (Merck. *Annales* 1895.) Après quelques essais faits avec le bitratrate de lysidine, nous avons dû abandonner ce sel, comme nous le verrons plus loin. Nous avons employé le bromhydrate de lysidine, corps cristallisé blanc, hygroscopique. Les solutions aqueuses que nous avons utilisées étaient neutres au tournesol. Ce bromhydrate renferme environ 5,1 parties de base pour 10 de sel.

CHAPITRE II

Pour faciliter l'étude de l'action physiologique des différents principes que nous avons décrits dans le chapitre précédent, nous la divisons en quatre parties.

1° Étude des Hydramides (*Hydrobenzamide, Furfurine*) ;
2° Étude des isomères des Hydramides (*Amarine, Furfurine, Anisine*) ;
3° Étude de la *Lysidine* ;
4° Étude de la *Lophine*.

Nous nous sommes efforcés, dans nos recherches, de maintenir les conditions expérimentales aussi constantes que possible de façon à obtenir des résultats dont la comparaison puisse être rigoureusement parallèle.

A la fin de ce travail, nous résumons les résultats de nos expériences et nous publions un certain nombre de nos observations expérimentales.

§ 1. — Hydramides.

1. **Hydrobenzamide.** — L'hydrobenzamide ne détermine aucun phénomène d'intoxication apparent chez les animaux soumis à son action même sous l'influence de fortes doses injectées ou ingérées.

Des injections intrapéritonéales de 20, 25 et même 40 centigrammes d'hydrobenzamide, chez des cobayes de 500 à 600 gr., ne déterminent qu'une très légère hyperexcitabilité.

Chez les lapins des doses énormes peuvent être administrées sans qu'il en résulte aucun phénomène.

De même chez les animaux à sang froid.

Nos expériences corroborent en cela les expériences de

O. Modica [1] et de K. Bulow [2]. Ces auteurs reconnaissent, également, avec Bachetti [3] une grande innocuité à l'hydrobenzamide.

Bulow a pu administrer à de petits chiens jusqu'à 2 grammes d'hydrobenzamide, et 4 grammes à des chiens vigoureux, pendant plusieurs jours sans pouvoir observer aucun symptôme d'intoxication apparent. Des lapins, suivant cet auteur, ont également supporté quotidiennement, et pendant plusieurs jours consécutifs, des doses considérables de 4 grammes; et il a été nécessaire d'augmenter la dose jusqu'à 8 grammes pour obtenir la mort de ces animaux.

Les seuls symptômes d'intoxication que Bulow ait pu constater, sont : l'apparition dans l'urine des chiens et des lapins, de grandes quantités d'acide hippurique, et la présence d'acide benzoïque dans les urines des lapins qui succombèrent.

O. Modica a reconnu pour l'hydrobenzamide le même mode d'élimination, sous forme d'acide benzoïque ou paraoxybenzoïque.

Les expériences de ces auteurs et les nôtres nous permettent donc de considérer l'hydrobenzamide comme un corps non toxique.

2. **Furfuramide**. — La furfuramide, comme l'hydrobenzamide est un corps peu toxique. Dans les expériences que nous avons faites, nous n'avons pas pu déterminer la mort d'animaux à la suite d'injections intrapéritonéales de furfuramide, à la dose de 20 et 25 centigrammes, chez des cobayes de 500 à 600 grammes.

Des doses supérieures injectées à des lapins, ne donnent lieu à aucun phénomène toxique.

Nous n'avons pas essayé d'obtenir d'intoxications chroniques

[1] O. Modica. Ricerche farmacologiche sulle idramidi e sulle respective basi isomere con speciale riguardo all relazione tra l'azione et la constituzione atomica. *Ann. di Chim e di Farm.* XX, p. 257. 1894.

N'ayant pu nous procurer ce travail, nous donnons ici le compte rendu que nous avons trouvé dans le *Chem. Centralbl.*, 1, p. 65-1895.

« Verfasser hat speziell die Wirkung des Hydrobenzamids und die isomeren Amarin untersicht. Während das Hydrobenzamid weder auf Saugethiere noch auf Frösche giftig wirkt, sondern einfach als Benzoësaüre und p. Oxybenzoesaure ausgeschieden wird; ist das Amarin gegen beide Klassen von Thieren entschieden giftig, indem es namentlich auf die Nerven wirkt und Konvulsionen hervorruft ».

[2] K. Bulow. Ueber das Verhalten einiger Benzaldehydderiverate im thierischen Organismus *Pflüger's Archiv*, LVII, p. 93. 1894.

[3] Bachetti, *Loco citato*.

dans le genre de celles signalées par BULOW pour l'hydrobenzamide, les résultats que nous aurions eus n'étant pas d'une importance immédiate pour le sujet que nous traitons dans ce travail. Nous nous réservons d'ailleurs de revenir sur cette étude particulière.

§ II. — ISOMÈRES DES HYDRAMIDES.

1. Action générale sur l'organisme.

Amarine.

Action de l'amarine sur les cobayes. — A doses *faibles* (0 gr. 01 à 0 gr. 015 par kilo d'animal, en injection intrapéritonéale et en solution aqueuse très légèrement acide [1], l'amarine détermine chez les cobayes une hyperexcitation très vive et une hyperexcitabilité non moins accentuée (Observation I), caractérisées par de l'exagération des réflexes et une très vive agitation de l'animal. Parfois même peuvent apparaître quelques secousses convulsives avortées.

Sous l'influence de doses *subtoxiques* (0 gr. 015 à 0 gr. 019 par kilo d'animal, en injection intrapéritonéale et dans les mêmes conditions), les animaux sont en proie à de vives convulsions que nous décrivons plus bas. Ces convulsions succèdent à un état d'hyperexcitation très manifeste. L'animal ne meurt pas. Les phénomènes d'intoxication (Observations III, IV) durent 2 ou 3 heures.

A doses *toxiques* (0 gr. 02 et plus par kilo d'animal), en injection intrapéritonéale et dans les mêmes conditions), la mort survient au milieu de convulsions excessivement vives après un temps variable avec la dose (Observation II).

Si, au lieu d'injecter l'amarine sous forme de solution aqueuse acétique, on l'injecte en suspension dans de l'huile de vaseline neutre, on observe les mêmes phénomènes que ceux que nous venons de citer. Les doses à employer doivent toutefois être voisines du maximum de l'un des degrés de toxicité indiqués. Nous avons institué ces expériences pour nous mettre dans les mêmes

[1] Voir, à la fin du présent travail, l'observation VI, expériences XV, XVI, XVII (amarine), au sujet des contre-expériences établies en vue de l'action possible exercée par une injection intrapéritonéale de solution acide. Une solution légèrement acide ne donne lieu à aucun phénomène : l'irritation locale n'occasionne aucune réaction de la part de l'animal.

conditions expérimentales que celles où nous nous étions placé au sujet de l'hydrobenzamide, corps insoluble et terme de comparaison avec l'amarine (Observation V).

Action de l'amarine sur les lapins. — Chez les lapins, l'amarine injectée en solution aqueuse acétique dans le péritoine de ces animaux, donne lieu aux mêmes phénomènes d'intoxication que chez les cobayes (Observations VII, VIII). Les doses seules diffèrent; ce sont les suivantes :

Doses *faibles* de 0 gr. 01 à 0 gr. 02 par kilog. d'animal ;
Doses *subtoxiques* 0 gr. 03 *id.*
Doses *toxiques* de 0 gr. 04 à 0 gr. 05. *id.*

Action de l'amarine sur les animaux à sang froid. — Une dose d'amarine, variant de 1 *à 3 dixièmes de milligramme*, injectée dans les sacs lymphatiques dorsaux, occasionne chez les grenouilles une vive excitation qui se traduit par des sauts brusques, violents, et par une légère exagération de la reflectivité. Cet état peut durer toute une journée.

Une dose de 5 *dixièmes de milligramme* fait apparaître chez les mêmes animaux, après une période d'hyperexcitation très vive, des contractions convulsives localisées dans les groupes musculaires des membres, en même temps qu'une légère paralysie générale du train postérieur. Ces phénomènes sont passagers; l'animal ne tarde pas à se remettre en position normale et à continuer ses sauts nombreux et exagérés.

Pour les doses supérieures, 1 *milligramme*, le phénomène dominant est la paralysie généralisée avec contractions convulsives des groupes musculaires. Cette paralysie est consécutive à un accès convulsif assez violent. La phase d'hyperexcitation est très fugitive, quelquefois nulle [1] (Observation IX.)

Caractères des convulsions chez les animaux à sang chaud. — Les convulsions qui éclatent, sous l'influence de l'amarine, chez les animaux à sang chaud (cobayes, lapins), sont de deux ordres

[1] Les expériences faites sur les animaux à sang froid ayant eu lieu en hiver, les doses que nous indiquons sont un peu fortes.

et en rapport direct avec la dose de substance injectée par kilo d'animal. Nous donnons pour, simplifier aux deux types convulsifs observés, les noms de *type pattes* et de *type ventral*. Le premier type est celui qu'on rencontre chez les animaux intoxiqués avec des doses subtoxiques; parfois il peut apparaître chez des animaux ayant reçu des doses moindres, mais il est alors très atténué et très fugitif; de même il disparaît totalement chez les animaux injectés avec des doses massives. Le second type, qui peut se montrer mais d'une façon toute passagère, chez les animaux soumis, à des doses subtoxiques un peu fortes, existe d'une façon constante chez les animaux gravement intoxiqués, et, lorsqu'il apparaît dans toute sa force, la mort de l'animal est certaine, sinon rapide.

A. *Type pattes*, — En pleine période d'hyperexcitation, l'animal qui, jusque-là, n'avait cessé de courir, est subitement dressé sur ses pattes : les membres se raidissent, le dos s'arrondit, le museau se relève. L'animal a l'apparence des jouets en bois, fabriqués à Nuremberg. — Immédiatement après, apparaissent des secousses toniques vives, capables de soulever l'animal du sol. Ces secousses sont très nombreuses. En même temps se produit un phénomène de propulsion, d'origine convulsive; l'animal est poussé droit devant lui, touchant à peine le sol, et toujours dressé sur ses pattes, tandis que des secousses secondaires le font incliner tantôt à droite, tantôt à gauche, et cela d'une façon alternative très rapide. Tel est l'accès convulsif. Cet accès est souvent précédé et suivi d'un léger tremblement généralisé de l'animal. Après l'accès, l'animal reste raide sur ses pattes, mais n'est plus agité : il survient entre chaque accès une période d'accalmie plus ou moins prononcée et dont la durée est variable. Dans certains cas, les accès convulsifs sont plus ou moins rares; dans d'autres cas, ils sont subintrants. Enfin, lorsque la dose d'amarine injectée est forte, on voit l'accès convulsif suivi ou accompagné d'une paralysie du train postérieur. Cette paralysie est progressive et lente, ou très rapide. Son apparition est, en général, le prodrome du second type convulsif.

B. *Type ventral*. — L'animal qui, pendant l'accès convulsif du début, était dressé sur ses pattes, s'allonge peu à peu, puis se couche sur le ventre : les quatre pattes sont étendues, raidies. Le museau redressé en l'air, l'animal demeure dans cette position, immobile et raide pendant quelques instants. Puis, tout d'un coup, apparaît un nouvel accès convulsif clonico-tonique, qui, lorsqu'il est intense, secoue l'animal sur place, le soulève du sol, et lui imprime des contorsions. Cet accès convulsif s'arrête subitement; il est suivi d'une secousse tonique générale qui raidit l'animal dans la position primitive. L'accès convulsif se renouvelle plus ou moins rapidement, et, si la dose d'amarine injectée est considérable, la mort est foudroyante. Dans le cas contraire, l'accès convulsif va en diminuant d'intensité. Souvent l'animal tombe sur le côté à la suite d'un accès violent; en même temps apparaissent des convulsions clonico-toniques, avec opisthotonos, et mouvements ambulatoires des pattes. Ces convulsions sont assez généralement subintrantes et se continuent jusqu'à la mort avec une intensité qui va en diminuant. Pendant les périodes d'accalmie, on observe souvent, mais non toujours, du tremblement généralisé. De même, on pourrait signaler l'existence de cris, lorsque les convulsions sont très fortes ; mais ces cris, quelquefois très nombreux, n'ont pas été remarqués d'une façon constante chez les cobayes intoxiqués par l'amarine.

Chez les lapins, l'accès convulsif semble différer en apparence. Les phénomènes d'intoxication sont, en réalité, les mêmes que ceux que nous venons de décrire chez les cobayes; les deux types convulsifs existent, avec toutes les formes intermédiaires. La différence d'aspect provient simplement de la conformation anatomique spéciale de l'animal et de la disproportion exagérée qui se montre entre le train antérieur et le train postérieur.

Parmi les lésions anatomiques que nous avons constatées à l'autopsie, nous noterons : Congestion cérébrale intense souvent accompagnée d'hémorrhagie principalement à la base du cerveau; hémorrhagie quelquefois généralisée.

Congestion vive de la région protubérantielle. Poumons, toujours asphyxiques, souvent hémorrhagiques. Cœur arrêté en systole : ce fait est observé toutes les fois que l'autopsie a été pratiquée immédiatement après la mort. Nous ne signalerons pas les lésions des organes sous-diaphragmatiques; celles qui ont été observées pouvant résulter d'une action de contact des liqueurs injectées.

Les animaux à sang chaud paraissent mourir par arrêt respiratoire primitif et arrêt cardiaque secondaire.

Nous ne ferons qu'indiquer les modifications thermiques des animaux intoxiqués. En effet, l'élévation de température observée, semble être la conséquence des convulsions et des contractions musculaires rapides, du travail exagéré produit par l'animal intoxiqué. D'ailleurs, il convient de rapprocher de ce fait, l'apparition, presque immédiatement après la mort, de la rigidité cadavérique, conséquence évidente de la suractivité musculaire.

Furfurine.

Action de la furfurine sur les cobayes. — A doses *faibles* (0 gr. 05 à 0 gr. 07 par kilo d'animal), la furfurine ou ses sels, en solution aqueuse et en injection intrapéritonéale, ne donne lieu chez les cobayes qu'à un peu d'hyperexcitabilité, d'agitation.

Sous l'influence de doses *subtoxiques* (0 gr. 08 à 0 gr. 12 par kilo d'animal, en injection intrapéritonéale dans les mêmes conditions), les cobayes ont des convulsions cloniques, d'un type particulier (voir plus loin) avec tremblements ; ces convulsions sont, en général, de courte durée. L'animal revient peu à peu à lui-même, après avoir passé, avant, et après les convulsions par un état d'hyperexcitabilité assez marquée, accompagné de légère exagération des réflexes.

Les doses *toxiques* (0 gr. 12 à 0 gr, 18 par kilo d'animal en injection intrapéritonéale et dans les mêmes conditions), déterminent chez les animaux un état d'hyperexcitation très prononcée, suivi de convulsions très vives, qui peuvent durer très longtemps et présenter tous les caractères que nous décrivons plus loin. Toutefois les cobayes ne succombent pas immédiatement après les accès convulsifs, même si ces accès sont très intenses ; l'animal se relève, marche, paraît revenir à lui-même. Il ne tarde pas toutefois à se blottir dans un angle de sa cage, et là, au bout de quelques heures, meurt sans avoir présenté d'autres phénomènes (Observation X).

Pour que les convulsions soient immédiatement suivies de mort, la dose toxique doit être un peu massive, environ 0 gr. 20 par kilo d'animal.

La mort de l'animal peut également survenir chez les animaux, sous l'influence de doses subtoxiques. Toutefois, ce n'est pas là un phénomène constant, et lorsqu'il se présente, ce n'est que très tardivement. En effet, pendant les jours qui suivent l'expérience, on voit les animaux avoir peu d'appétit et en même temps être peu actifs; cet état persiste pendant trois ou quatre jours, après lesquels l'animal succombe.

Chez les lapins (Observation XI), les doses toxiques de furfurine sont un peu plus élevées; les doses de 15 centigrammes environ au kilo sont des doses subtoxiques. Il faut employer des doses variant de 20 à 25 centigrammes par kilo d'animal, pour obtenir tous les phénomènes d'intoxication, analogues à ceux que nous avons vus exister pour les cobayes.

Action de la furfurine sur les animaux à sang froid. — A la dose de 1 *à* 2 *milligrammes* en injection dans les sacs lymphatiques dorsaux, la furfurine éveille chez les grenouilles une certaine excitation, qui se traduit par des sauts brusques et nombreux. A cette période d'excitation fait suite une période d'abattement, avec quelquefois un léger début de paralysie du train postérieur.

A la dose de 5 *milligrammes*, dans les mêmes conditions (Observation XII), la période d'excitation est très courte, la période paralytique survenant quelques minutes après l'injection. Dans cet état, les animaux laissent les pattes postérieures étendues flasques ; ils répondent mal aux excitations qu'on leur porte.

Aux doses supérieures, c'est-à-dire à 1 ou 2 centigrammes, et dans les mêmes conditions, on n'observe que des modifications dans l'intensité des phénomènes; mais dans tous les cas, la période d'hyperexcitation persiste.

Caractères des convulsions chez les animaux à sang chaud. — Les convulsions déterminées par l'injection de furfurine chez les animaux à sang chaud (cobayes, lapins) sont un peu différentes de celles que nous avons décrites, à propos de l'amarine. La première période convulsive, la seule qui ait lieu sous l'influence de doses moyennes ou subtoxiques, se rapproche beaucoup du *type pattes*, que nous avons décrit plus haut. Toutefois, la crise convulsive paraît être encore plus intense sous l'action de la furfurine. L'animal, raidi sur ses membres, est agité très violemment par des mouvements de latéralité, puis il est projeté à distance, non plus en ligne droite comme nous l'avons vu sous l'action de l'amarine. mais de tous côtés, si bien qu'il ressemble à une toupie qui rencontrerait de nombreux obstacles sur sa route et serait jetée dans tous les sens. En même temps, la tête est dressée et agitée de mouvements incessants ; il y a du tremblement et de la trémulation fibrillaire, et parfois quelques cris. Ces convulsions sont continues et subintrantes ou passagères, ayant lieu par accès plus ou moins espacés : ces phénomènes sont en rapport avec la dose injectée. Si la dose est subtoxique la crise convulsive se calme peu à peu. Lorsque la dose est toxique, les convulsions subintrantes continuent, mais sans caractère spécial : l'animal, au milieu d'une crise violente, est jeté sur le côté, roule plusieurs fois sur lui-même, violemment tourmenté par des secousses tonico-cloniques. Ces dernières convulsions sont tout à fait comparables à celles que l'on observe sous l'action des convulsivants vrais ; secousses toniques raidissant l'animal, mouvements ambulatoires des pattes. opisthotonos, trémulation fibrillaire, cris.

Les mêmes phénomènes ont lieu chez les lapins intoxiqués, et ne sont qu'apparemment différents par suite de la constitution anatomique de l'animal.

Les lésions remarquées à l'autopsie sont en tout semblables à celles que nous avons relatées pour l'amarine.

De même, il y a hyperthermie secondaire, et les animaux paraissent également mourir par arrêt respiratoire primitif.

Anisine.

La faible quantité d'anisine que nous avons eue à notre disposition ne nous a pas permis de déterminer l'échelle toxique de ce produit. Néanmoins la toxicité de ce composé paraît être encore assez élevée ; une dose de 8 à 10 centigrammes par kilo d'animal. en injection intrapéritonéale chez les cobayes (Observation XIII) est une dose assez rapidement mortelle. Les phénomènes d'intoxication que nous avons pu observer sont, comme pour l'amarine et la furfurine, des convulsions clonico-toniques, à tonicité dominante. Ces convulsions éclatent après une période d'hyperexcitation très vive, accompagnée de secousses convulsives. Pendant cette période les phénomènes observés chez les animaux présentent une certaine analogie avec ceux observés chez les animaux intoxiqués par la furfurine.

Une dose de 5 *milligrammes*, injectée dans les sacs lymphatiques dorsaux, chez les grenouilles, détermine, au début, une période d'excitation suivie d'un état paralytique assez prononcé.

2. — Action sur la circulation.

Les bases isomères des hydramides n'avaient été signalées qu'à cause de leur toxicité; aucun renseignement n'avait encore été fourni au sujet de l'action de ces bases sur les divers appareils. Nous avons recherché l'action de ces bases sur la circulation et les tracés que nous avons obtenus nous permettent de les considérer comme des poisons cardiaques énergiques. Notre étude a principalement été faite sur des cœurs de grenouilles, à l'aide du cardiographe Verdin-Vibert.

Amarine.

1° A doses faibles, c'est-à-dire à la dose de 1 *milligramme*, en injection sous-cutanée chez la grenouille, l'amarine exerce déjà une action très marquée sur le cœur. Dix minutes environ après l'injection, il y a un ralentissement brusque ; le nombre des pulsations cardiaques tombe de 34 à 13 à la minute, sans qu'aucun phénomène dans la révolution cardiaque, n'ait fait pressentir ce ralentissement. Ce rythme très ralenti persiste sans changement jusqu'à la mort du cœur, mort qui n'a lieu que très tardivement : (le lendemain de l'injection). La révolution cardiaque est également modifiée dans sa forme et dans son intensité. La diastole est longue ; la systole reste franche et nette.

2° A doses élevées, c'est-à-dire à la dose de 2 *milligrammes* en injection sous-cutanée chez la grenouille, l'amarine détermine un ralentissement aussi marqué qu'aux doses faibles ; toutefois, ce ralentissement paraît plus rapidement, en général, deux à trois minutes après l'injection. Le cœur se gonfle considérablement, la systole est de plus en plus courte, puis apparaît une période très arythmique, où l'on ne peut plus distinguer exactement chaque révolution cardiaque. Cet état rappelle jusqu'à un certain point les phénomènes d'ataxie cardiaque de l'aconitine. A cet état arythmique succède une période rythmée mais énormément ralentie (8 pulsations au lieu de 45). Les systoles ne sont plus franches; et bientôt après réapparaît de l'arythmie simple (pulsations bigéminées, trigéminées), jusqu'à la mort du cœur, qui se fait en systole simple (Pl. I).

A doses massives, c'est-à-dire *supérieures à 2 milligrammes*, le phénomène principal reste le même; le ralentissement très prononcé et brusque survenant presque immédiatement après l'injection, est accompagné d'une brièveté particulière de la systole, contrastant avec la longueur de la diastole. La phase arythmique pseudo-ataxique est à peine indiquée; mais on remarque un phénomène que nous verrons constant et très net à propos de la furfurine : c'est l'apparition non pas, comme on pourrait le croire à la lecture des tracés, de systoles avortées, mais d'un état passif du ventricule qui se gonfle à plusieurs reprises du sang lancé par les systoles auriculaires consécutives; c'est ce phénomène moins indiqué qui constitue la période arythmique pseudo-ataxique que nous avons indiqué plus haut.

Le cœur meurt en systole et ne paraît pas excitable.

Furfurine.

1° A dose faible, c'est-à-dire à la dose de 1 *à 2 milligrammes*, l'azotate de furfurine en injection sous-cutanée, chez la grenouille, détermine du ralentissement des battements cardiaques.

2° A la dose de 5 *milligrammes* et dans les mêmes conditions, chez la grenouille, l'azotate de furfurine exerce une action très marquée sur le cœur, tant au point de vue du rythme que de la révolution cardiaque; cette dose est mortelle. Quelques minutes après l'injection, le cœur se ralentit subitement (le nombre des pulsations tombe, par exemple, de 38 à 20), le ralentissement portant sur la durée de la diastole; le cœur se gonfle de sang d'une façon lente, mais la systole reste nette et vive. Puis survient une période arythmique passagère, à laquelle succède un ralentissement progressif et lent jusqu'à l'arrêt du cœur, arrêt qui a lieu en systole.

3° Sous l'influence de doses élevées, c'est-à-dire à la dose de 1 *à*

2 *centigrammes* en injection sous-cutanée, le cœur, presque immédiatement après l'injection, se ralentit brusquement ; la diastole devient de plus en plus longue. Les systoles auriculaires envoient successivement du sang dans le ventricule, fait que nous avons déjà signalé plus haut (amarine) ; le ventricule se gonfle considérablement, puis une systole énergique mais courte le vide complètement en une fois. C'est à ce phénomène que sont dus les échelons qu'on observe sur les tracés. Ces phénomènes vont peu à peu en s'atténuant ; le cœur continue à battre d'un rythme très ralenti et meurt en systole (Pl. II).

L'excitation faradique paraît impuissante à faire réapparaître les contractions cardiaques.

Anisine.

L'anisine paraît également avoir une action cardiaque manifeste ; toutefois étant donné le peu de substance dont nous avons pu disposer, nous n'avons pas suivi les phénomènes d'aussi près que pour les substances précédentes. L'anisine, à la dose de 1 centigramme sous forme d'acétate, exerce sur le cœur un ralentissement très marqué, accompagné d'arythmie bigéminée et trigéminée. Ce ralentissement s'accentue jusqu'à l'arrêt du cœur, qui a lieu également en systole.

3. — Action sur le système nerveux.

L'action de l'amarine et de la furfurine, sur le système nerveux paraît intéresser à la fois les hémisphères cérébraux et la moelle.

Ces faits semblent ressortir nettement du simple examen des symptômes généraux d'intoxication, observés chez les animaux à sang chaud, et plus particulièrement chez les animaux à sang froid. Toutefois, comme ces derniers animaux se prêtent facilement aux exigences des expériences, nous avons essayé de dissocier chez eux les phénomènes nerveux que nous avions constatés dans nos expériences générales.

Il était intéressant de voir, en effet, quelle part revenait à la moelle, dans les attaques convulsives, et de constater si l'action de cette dernière n'était pas prédominante. Nous avons donc essayé, sur des grenouilles chez lesquelles nous avions pratiqué tantôt l'ablation des hémisphères cérébraux, tantôt la section du bulbe, l'action de l'amarine et celle de la furfurine. En injectant aux animaux préparés, des doses de substances correspondantes à celles que nous avons fixées plus haut au sujet des intoxications générales, nous avons pu constater les faits suivants. A dose faible, et dans les deux cas énoncés, l'amarine a toujours montré un certain degré d'exagération de la réflectivité de la moelle, mais d'une façon très passagère toutefois. Si les doses étaient de 5 dixièmes de milligrammes ou supérieures, cette phase d'exagération de la réflectivité médullaire, était plus persistante bien que passagère, et suivie d'une disparition progressive et totale de cette même réflectivité. Répétant les mêmes expériences avec la furfurine, nous n'avons pas pu constater, sous l'influence de cette substance, une phase d'exagération réflexe bien marquée, l'état paralytique paraissant primer la scène des symptômes.

Pour donner plus de précision aux observations que nous avions faites, nous avons essayé de voir quelles étaient les modifications que subissaient la contraction musculaire névro-directe, et la contraction musculaire névro-réflexe. Dans les deux cas (amarine, furfurine), nous avons trouvé une certaine diminution dans l'amplitude de la contraction névro-directe. La dose de substance injectée à l'animal étant forte, la contraction névro-directe paraît très amoindrie; le muscle cependant conserve intégralement sa contractilité, comme il nous a été facile de le constater par son excitation directe. Quant à ce qui regarde l'étude de la contraction névro-réflexe, il nous semble qu'il y a plutôt diminution de l'excito-réflectivité de la moelle. Toutefois les expériences que nous avons faites dans les deux cas ont eu lieu dans une mauvaise saison, à un moment où les animaux à sang froid répondent très mal à l'excitation électrique. Nous reviendrons d'ailleurs sur ces expériences que nous nous proposons de reprendre bientôt.

Il paraît possible sinon de conclure, tout au moins de considérer comme très probable, en interprétant les expériences, que le cerveau et la moelle sont à la fois intéressés dans l'intoxication par les bases isomères des hydramides. La période d'hyperexcitation initiale, que l'on remarque sous l'action de ces substances, paraît être due à une action excitante exercée surtout sur la substance corticale; l'exagération passagère et fugace de la réflectivité médullaire, nous paraît insuffisante pour expliquer les phénomènes convulsifs observés. Les bases que nous avons étudiées paraissent, au contraire, bien plutôt diminuer considérablement et même abolir la réflectivité de la moelle et son pouvoir excito-moteur.

§ III. — Lysidine.

Les expériences que nous avions faites au début, avec le sel commercial de la lysidine, nous avaient laissé entrevoir cette substance comme relativement toxique ; nous nous étions servi tout d'abord, en effet, du bitartrate de lysidine. Ce sel ne contenait que de très faibles proportions de base; nous avions été obligés d'injecter aux animaux des quantités relativement considérables de produit. A la suite de ces injections, nous remarquions des phénomènes toxiques assez difficiles à interpréter, et de plus les animaux paraissaient souffrir assez vivement. Pour éviter l'action du bitartrate, qui est loin d'être inoffensif, et l'action irritante à laquelle les injections donnaient lieu par suite de l'acidité assez grande de ce produit commercial, nous avons essayé l'emploi d'un autre sel, le bromhydrate de lysidine, qui ne présente pas les désavantages que nous venons de signaler.

Ce sel, administré à des cobayes sous forme d'injection intra-péritonéale et en solution aqueuse neutre, ne détermine pas d'effets très sensibles. Des doses, correspondant à 30 et 40 centigrammes de base, ne paraissent déterminer, chez des cobayes du poids de 500 à 600 grammes, qu'une hyperexcitation plus ou moins prononcée. Il est nécessaire d'injecter à des animaux du même poids des doses correspondant à environ 50 ou 60 centigrammes pour obtenir des phénomènes toxiques graves et mortels. Ces phénomènes consistent en un certain degré de paralysie, surtout marquée dans le train postérieur. En même temps apparaissent quelques spasmes convulsifs; puis, environ un quart d'heure après l'injection, l'animal tombe sur le côté; alors se déclarent des convulsions clonico-toniques peu intenses avec quelques mouvements ambulatoires. La mort survient assez rapidement. On constate, à l'autopsie, des lésions analogues à celles déterminées par de la furfurine.

Comme on le voit, la lysidine est en réalité une base très peu toxique; mais, lorsqu'on emploie des doses mortelles, elle paraît, au milieu de phénomènes symptomatologiques peu prononcés, présenter, quant à son action générale, des points de contact avec les bases que nous avons étudiées jusqu'ici.

§ IV. — Lophine.

La lophine, administrée sous forme d'injection intrapéritonéale, après avoir été mise en suspension dans de l'huile de vaseline neutre, ne paraît pas donner lieu, chez les animaux, à des phénomènes d'intoxication. Dans ces conditions, en effet, nous avons pu injecter 10, 20, 30 centigrammes de cette substance à des cobayes de 500 à 600 grammes, et, dans aucun cas, il n'y eut d'action toxique. De même des lapins ont supporté des doses de 30, 40, 50 centigrammes, sans que rien dans leur manière d'être ait pu les faire supposer malades. La lophine ainsi injectée, il est vrai, n'était pas dissoute, mais mise en suspension; nous ne pensons pas que cet état soit une cause d'erreur dans nos expériences. Des expériences similaires, faites avec l'amarine, nous ont montré en effet que, même à l'état solide, cette base non soluble était capable de déterminer, chez les animaux, des intoxications graves, se terminant par la mort : nous avons donc le droit de considérer la lophine comme un corps à peu près inoffensif.

Nos expériences, d'ailleurs, concordent en cela avec celles de Bulow. Cet auteur, en effet, n'a pu obtenir d'intoxication en faisant ingérer à des lapins des doses de lophine, variant de 10 à 80 centigrammes. Dans la crainte que l'insolubilité de la lophine ne soit un obstacle à son absorption, Bulow se servit de l'iodhydrate de diéthyllophine, $C^{21}H^{16}(C^{2}H^{5})^{2}Az^{2}HI$, corps cristallisé, légèrement soluble dans l'eau (0 gr. 15 %). Il fit absorber à des chiens 10 centigrammes de ce corps; ces animaux n'eurent que des vomissements. Des lapins purent absorber jusqu'à 30 centigrammes de ce sel sans en être incommodés; enfin par injections hypodermiques chez des chiens, des doses de 5 à 10 centigrammes n'eurent aucune action.

CHAPITRE III

Si nous comparons maintenant d'une part le degré de toxicité des substances que nous venons d'étudier et d'autre part leur action physiologique, nous constaterons les résultats suivants :

Les hydramides, c'est-à-dire l'*hydrobenzamide*, la *furfuramide*, peuvent être considérées comme des substances sinon inactives, tout au moins dépourvues de toxicité.

Les isomères des hydramides, l'*amarine*, la *furfurine*, l'*anisine*, sont des produits très fortement toxiques. La comparaison de ces substances entre elles, nous permet de les classer par rapport à leur toxicité dans l'ordre suivant ; l'amarine vient d'abord, puis l'anisine et enfin la furfurine.

La *lysidine* paraît être une base faiblement toxique. Cette substance, en effet, n'est pas dépourvue de toute toxicité, mais les doses nécessaires pour déterminer la mort sont très élevées.

La *lophine*, en dernier lieu, est une base presque dépourvue de toute action.

Ces faits resssortent très nettement de l'examen du tableau ci-contre où se trouvent résumés les faits exposés en détails dans le chapitre précédent.

L'examen comparatif des phénomènes symptomatologiques d'intoxication, remarqués chez nos animaux permet de reconnaître à l'amarine, à l'anisine, à la furfurine et à la lysidine, une similitude dans l'action physiologique de ces bases. Toutes ces substances sont des convulsivants à un haut degré ; la lysidine toutefois détermine, dans les intoxications graves, des spasmes convulsifs plutôt que de réelles convulsions. Leur action s'étend sur tous les éléments de l'axe cérébro-spinal, avec une prédominance plutôt marquée sur la région encéphalo-bulbaire. Cette action sur le système nerveux paraît se dégager nettement des phénomènes que nous avons décrits chez les animaux intoxiqués ou simplement influencés par ces substances. On voit, en effet, le pouvoir excitant de ces corps sur l'encéphale se manifester sous l'influence des faibles doses, par de l'hyperexcitation très marquée. Au fur et à mesure que croît la dose de substance, l'action excitante exercée

Tableau des principaux phénomènes observés et des doses

SUBSTANCES	ESPÈCES ANIMALES	DOSES INJECTÉES	EFFETS PRODUITS	CONSÉQUENCES
Hydrobenzamide	Cobayes	40 centigr.	Aucune action.	»
	Lapins	60 »	»	»
	Grenouilles.	10 »	»	»
Furfuramide	Cobayes	30 centigr.	Aucune action.	»
	Lapins	40 »	»	»
Amarine	Cobayes	1 ctg. à 15	Hyperexcitation.	Survie.
		1,5 à 1,9	Hyperexcitation. convulsions légères.	Survie.
		2 centigr.	Vives convulsions.	Mort rapide
	Lapins	1 à 2 centigr.	Hyperexcitation.	Survie.
		3 centigr.	Hyperexcitation. spasmes convulsifs.	Survie.
		4 à 5 centigr.	Convulsions.	Mort rapide
	Grenouilles.	0. 01 à 0,03 c.	Excitation.	Survie.
		0 centigr. 05	Excitation; spasmes convulsifs. parésie.	Survie.
		0 centigr. 1	Spasmes convulsifs, paralysie.	Mort lente.
Anisine	Cobayes	8 à 10 centgr.	Excitation, convulsions.	Mort.
	Grenouilles.	0 centigr. 5	» paralysie.	Mort lente.
Furfurine	Cobayes	5 à 7 centigr.	Agitation.	Survie.
		8 à 12 centigr.	Excitation ; spasmes convulsifs.	Survie.
		12 à 18 cent.	Excitation, convulsions. retour.	Mort lente.
	Lapins	15 centigr.	Excitation, convulsions	Survie, mort quelquefois.
		20 à 25 cent.	Excitation, convulsions	Mort rapide
	Grenouilles.	0,1 à 0,2 c.	Excitation, parésie.	Survie.
		0 centigr. 5	Excitation, paralysie.	Mort lente.
Lysidine	Cobayes	30 à 40 ctg.	Excitation.	Survie.
		50 à 60 ctg.	Excit. convuls. légères.	Mort.
Lophine	Cobayes	40 centigr.	Aucune action.	»

Les doses sont exprimées en *centigramme comme unité*, et rapportées au kilo d'animal pour l'anisine, l'amarine, la furfurine et la lysidine.

Les doses indiquées pour les grenouilles sont les doses vraies. Les doses d'hydrobenzamide, de furfuramide et de lophine, correspondent également aux doses réelles qui ont été employées dans les expériences.

par le composé sur l'encéphale augmente et en même temps envahit les autres portions de l'axe cérébrospinal. Les convulsions apparaissent, des troubles de la respiration et de la circulation se manifestent; enfin, la moelle réagit à son tour, et la paralysie survient gagnant d'arrière en avant toutes les régions du corps de l'animal.

Ces faits paraissent être constants dans leur manifestation aussi bien chez les animaux à sang chaud que chez les animaux à sang froid.

L'action exercée par l'amarine, la furfurine, l'anisine, sur le cœur de la grenouille paraît être semblable, pour ces trois substances, à l'intensité près. Cette action se manifeste dans tous les cas, par un ralentissement, par une arythmie d'un type spécial et par un arrêt systolique. La cause de ces troubles cardiaques semble due à une excitation du Vague ; car, comme nous avons pu le constater sur le cœur de la grenouille, l'injection préalable d'atropine ne permet pas à ces phénomènes de se développer. Toutefois l'injection consécutive d'atropine chez un animal dont le cœur est sous l'action toxique d'une des trois bases ne suspend pas l'action de cette base.

Nous voyons donc qu'au point de vue de leur action physiologique les bases isomères des hydramides ont une action sinon semblable, tout au moins parallèle ; et que l'action exercée par la lysidine est analogue.

Si nous cherchons à présent à établir la relation de cause à effet, et si, pour cela, nous considérons les rapports qui peuvent exister entre l'action physiologique de ces substances, leur constitution chimique et la constitution chimique des corps dont ils dérivent, nous pouvons établir immédiatement un premier point.

Ces corps isomères, qui présentent deux par deux, la même formule brute, hydrobenzamide et amarine $C^{21}H^{18}Az^{2}$, furfuramide et furfurine $C^{15}H^{12}Az^{2}O^{3}$, anishydramide et anisine $C^{24}H^{24}Az^{2}O^{3}$, se distinguent par leur constitution moléculaire; nous l'avons indiqué dans l'exposé chimique. Tandis que les hydramides sont des corps acycliques, leurs bases isomères sont des composés cycliques. De plus, comme les recherches chimiques l'ont démontré, toutes les bases isomères des hydramides présentent un squelette moléculaire semblable, un noyau constitutif identique ; ce noyau est le noyau *glyoxalidine*. Il existe donc entre les hydramides inactives d'une part et les bases isomères actives, une différence très grande dans la structure de leur molécule chimique; ce fait permet d'interpréter à priori la différence de toxicité de ces corps.

Comparons entre elles à présent, l'amarine, la furfurine,

l'anisine. Il ressort de l'étude physiologique que nous avons précédemment faite, que ces trois bases ont une action similaire et parallèle. Recherchons ici de nouveau la relation de cause à effet et envisageons ces bases au point de vue de leur constitution chimique. Nous voyons qu'il y a uniformité de plan dans leur constitution ; que toutes, comme nous l'avons déjà montré, présentent le même squelette moléculaire, ce que l'examen des schémas constitutifs permet de constater facilement.

$$\begin{array}{l} C^6H^5-CH-Az \\ \qquad\quad | \qquad\qquad > C-C^6H^5 \\ C^6H^5-CH-AzH \end{array}$$

Amarine

$$\begin{array}{l} C^4H^3O-CH-Az \\ \qquad\qquad | \qquad\qquad > C-C^4H^3O \\ C^4H^3O-CH-AzH \end{array}$$

Furfurine

$$\begin{array}{l} CH^3O-C^6H^4-CH-Az \\ \qquad\qquad\qquad | \qquad\qquad > C-C^6H^4-CH^3O \\ CH^3O-C^6H^4-CH-AzH \end{array}$$

Anisine

Il nous semble donc dès lors possible d'attribuer à ce squelette moléculaire ou *noyau glyoxalidine*, la direction physiologique parallèle remarquée chez les trois bases amarine, furfurine, anisine.

Pour permettre d'étayer plus solidement notre hypothèse, nous avons pensé que l'étude de corps à noyau glyoxalidine, obtenus synthétiquement et n'étant plus le résultat d'une condensation moléculaire ou d'une isomérisation, nous permettrait de contrôler les faits que nous avançons. Nous avons choisi la lysidine, ou méthylglyoxalidine, de façon à éviter dans la molécule du composé la présence de chaînes latérales, causes d'actions physiologiques secondaires plus ou moins prononcées.

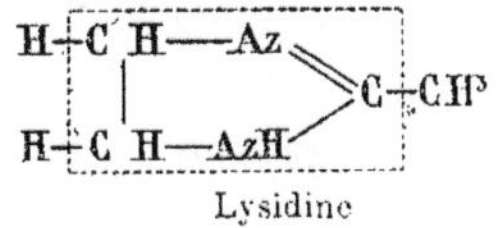

Lysidine

Comme nous l'avons vu plus haut, la lysidine est une base très faiblement toxique. Lorsque, toutes choses égales d'ailleurs, la dose de substance injectée est mortelle, la mort se présente au milieu de symptômes moins bruyants, mais en tous points comparables à ceux observés pour les autres bases. Le noyau glyoxalidine paraît donc conférer aux corps qui le contiennent une action physiologique spéciale.

La preuve nous a paru cependant insuffisante, car l'explication de l'activité de l'amarine, en particulier, avait été attribué, par Lœw, *au groupement imidogène* AzH contenu dans la molécule. La lysidine n'étant pas une substance dépourvue de toute activité, les phénomènes toxiques observés pouvaient fort bien être attribués au groupement imidogène. Il nous fallait donc trouver, à l'appui de notre hypothèse, des corps qui, possédant le même groupe imidogène, auraient subi une modification nucléaire. Nous avons choisi la lophine ou triphénylglyoxaline. Ce composé présente en effet les mêmes chaînes latérales que celles qui entourent le noyau glyoxalidine dans l'amarine, mais il a subi une déshydrogénation du noyau ; son schéma constitutif est

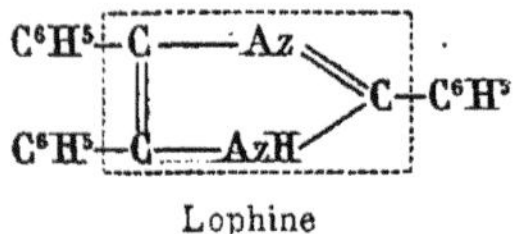

Lophine

L'étude toxicologique et physiologique de ce corps nous a montré qu'il pouvait être considéré comme dépourvu de toute action; nos expériences ne font que contrôler dans ce cas celles de Bulow. Bien que cet auteur ne discute pas la constitution moléculaire de la lophine, il attribue à ce corps le schéma suivant :

$$\begin{array}{l} C^6H^5—C{=}Az \diagdown \\ \quad\quad\quad | \quad\quad\quad\; CH—C^6H^5 \\ C^6H^5—C{=}Az \diagup \end{array}$$

Comme dans le même mémoire, il étudie comparativement l'action de l'hydrobenzamide et de l'amarine, nous croyons devoir réfuter immédiatement le schéma qu'il donne, car on pourrait répondre à notre hypothèse : la lophine n'est pas toxique parce qu'elle ne contient pas le groupe imidogène Az H. Le schéma accepté par Bulow est reconnu actuellement inexact ; celui que nous avons indiqué paraît devoir être le seul admis ; d'ailleurs la synthèse de ce produit, comme nous l'avons montré, confirme ce que nous avançons.

Il reste encore une dernière objection possible à réfuter. La lophine n'est pas toxique, peut-on dire, parce qu'elle est insoluble et par conséquent inassimilable, étant donné les conditions expérimentales choisies. Cette objection est insuffisante. Si, en effet, au lieu d'injecter un sel soluble d'amarine, on injecte l'amarine à l'état de base insoluble mise en suspension dans les mêmes conditions que la lophine, on détermine, chez les animaux, des accidents toxiques tout aussi graves que si on injecte un sel d'amarine soluble. Une seule différence est à noter dans ce cas : c'est la nécessité d'augmenter très légèrement la dose, pour obtenir des phénomènes d'intoxication évoluant aussi rapidement que sous l'action des sels solubles. Il n'y a là qu'une différence dans la rapidité d'absorption du composé.

Nous pensons donc pouvoir admettre que les bases isomères des hydramides doivent leur toxicité, et leur action physiologique similaire et parallèle, au noyau glyoxalidine que contient leur molécule, noyau qui doit imprimer aux autres corps où il existe, un caractère physiologique de même ordre.

Les variations de toxicité par rapport aux variations des chaînes latérales ne sont pas encore susceptibles d'explication suffisante. La toxicité très accentuée de l'amarine est certainement due aux radicaux phénoliques qu'elle renferme; mais nous n'insisterons pas davantage sur ces faits, nous réservant d'y revenir, lorsque nous aurons pu étudier toutes les glyoxalidines actuellement connues.

CHAPITRE IV

OBSERVATIONS EXPÉRIMENTALES

Les faits que nous avons présentés dans les chapitres précédents résultent de l'étude comparative de 143 expériences. Ces expériences se décomposent de la façon suivante :

	COBAYES	LAPINS	GRENOUILLES	TRACÉS CARDIAQUES	TRACÉS MYOGRAPHIQUES
Amarine	24	6	8	7	4
Furfurine	18	5	7	10	3
Anisine	5	»	3	1	»
Lysidine	17	»	»	»	»
Hydrobenzamide	6	2	2	1	»
Furfuramide	6	2	»	»	»
Lophine	6	»	»	»	»
	82	15	20	19	7
	TOTAL : 143				

Ne pouvant publier la totalité de nos observations, nous nous sommes borné à n'en citer que quelques-unes afin d'appuyer les faits avancés dans le texte, et d'indiquer les méthodes expérimentales employées.

OBSERVATION I

Amarine. (*Cobayes.* Expérience IX.)

Cobaye russe. Robe noire. Nez blanc. ♀. — Poids 450 grammes. — Solution aqueuse d'amarine, dans XVIII gouttes d'acide acétique. — Titre de la solution = 0 gr. 497 °/₀. 1 cc. = 0 gr. 0049 d'amarine.

2 h. 53. — Injection intrapéritonéale de 1 cc. de la solution aqueuse d'amarine soit 0 gr. 0049 d'amarine.

3 h. 10. — L'animal ne présente pas encore de phénomènes bien saillants. Il court dans sa cage avec une certaine rage.

3 h. 25.— L'hyperexcitation et l'hyperexcitabilité sont très intenses. Impossibilité d'approcher de la cage sans éveiller une espèce de furie de la part de

l'animal. Légère incoordination motrice ; quelques légères secousses convulsives ; mouvements très saccadés. Un peu de glissement sur pattes.

3 h. 28. — Même état.

3 h. 32. — Même état.

3 h. 50. — L'incoordination motrice a disparu ; l'état convulsif est à peine marqué ; l'animal reste dans un état d'hyperexcitation prononcé que la moindre excitation exaspère.

4 h. 52. — L'animal court toujours violemment dans sa cage. Rage.

5 h. 15. — Même état.

5 h. 45. — L'animal est toujours agité.

Le lendemain l'animal a repris son état normal.

OBSERVATION II

Amarine. (*Cobayes*. Expérience XVIII.)

Cobaye (29) blanc. 2 yeux noirs. Joues jaunes. ♀. — Poids 825 grammes. — T. 36°6.

4 h. 54. — Injection intrapéritonéale de 3 cc. de la solution aqueuse d'amarine, soit 0 gr. 0147 d'amarine.

(Pour le titre de la solution voir Observation I.)

5 heures. — L'animal n'a présenté encore rien de particulier, il flaire de côté et d'autre sa nouvelle cage.

5 h. 07. — Les poils sont hérissés ; l'animal est inquiet ; il y a de l'incoordination motrice et de la parésie du train postérieur.

5 h. 10. — Légères secousses convulsives sur pattes. Un peu de tremblement, de mâchonnement ; incoordination.

5 h. 12. — Pisse.

5 h. 15. — Poils très hérissés. Se ramasse sur lui-même.

5 h. 16. — Convulsions sur pattes le projettent de sa place, et alors apparaissent les convulsions, *type pattes*, avec glissement. Pris dans la main, sensation nette de trémulation fibrillaire. Cris. Pisse.

5 h. 20. — T. 37°. Les secousses générales tonico-cloniques sont vives. Remis à terre, les convulsions sur pattes réapparaissent et en même temps le tremblement continue. Dyspnée.

5 h. 25. — Même état. — Les convulsions sont continues.

5 h. 30. — L'animal, qui avait progressé, poussé chaque fois par les secousses convulsives, est tout à coup projeté à un mètre de sa place d'un seul bond par une secousse énergique. Les convulsions toutefois sont moins continues qu'il y a quelques minutes ; il y a des pauses d'accalmie. La tonicité domine la scène dans tous les accès convulsifs, toutefois on peut voir un peu de clonicité dans le train postérieur : les pattes postérieures, en effet, ne sont pas raidies comme les pattes antérieures et sont animées de petits mouvements ambulatoires sur place. L'animal, mis sur le côté, se redresse et se maintient debout, les pattes très écartées, de façon à augmenter la surface du polygone de sustentation.

5 h. 37. — L'animal sent encore un peu ; répond au pincement par des cris rauques. Pris, dans la main, le cobaye donne la sensation d'hyperthermie manifeste.

5 h. 40. — T. 38°6. L'animal, remis à terre, est en proie à des convulsions sur pattes très violentes.

5 h. 45. — Attaques convulsives très violentes ; les pattes sont étendues, raides, l'animal est couché sur le ventre ; la tête est en opisthotonos forcé ; tremblement général ; secousses très violentes dans le train postérieur. Puis éclate l'accès (type ventral). Tremblement fibrillaire. Mis sur le côté, l'animal ne se redresse qu'après de longs efforts, et aussitôt debout réapparaît l'accès convulsif (type ventral).

5 h. 50. — Les convulsions du même type sont continues.

6 h. 05. — Même état.

6 h. 10. — T. 40°2. Mis à terre, l'animal tombe sur le côté, en proie à des convulsions clonico-toniques, mouvements ambulatoires, opisthotonos passager. Les convulsions sont continues.

6 h. 25. — Les convulsions n'ont pas cessé depuis un quart d'heure, mais diminuent d'intensité : la tonicité a disparu pour faire place à des convulsions cloniques.

6 h. 29. — Mort.

Autopsie. — Cerveau très hémorrhagique ; hémorrhagie de la base.

Moelle, hémorrhagie.

Cœur, caillots.

Poumons, très asphyxiques.

Reins, foie, intestins, très congestionnés.

Observation III

Amarine. (*Cobayes.* Expérience XXII.)

Cobaye (31) blanc. Joue gauche noire. Oreille droite noire. ♀. — Poids 800 grammes. — T. 37°2.

5 h. 03. — Injection intrapéritonéale de 2 cc. 5 de solution aqueuse d'amarine, soit 0 gr. 012 d'amarine.

(Pour le titre de la solution, voir Observation I.)

5 h. 08. — L'animal est inerte ; changé de place, il remue à peine.

5 h. 12. — Même état. Pisse.

5 h. 19. — Quelques secousses convulsives ; un peu de tremblement ; se blottit dans un angle de la cage.

5 h. 21. — Changé de place l'animal, par suite de l'excitation, a une secousse convulsive sur pattes, mais après l'accès demeure immobile, puis cherche à regagner péniblement l'angle de la cage ; il y a incoordination motrice et parésie du train postérieur. Léger tremblement ; l'animal cherche à s'accoter contre les parois de la cage.

5 h. 37. — T. 37°9. Peu de changements, peu de secousses ; tremblement ; parésie du train postérieur ; légères secousses convulsives, type 1/2 ventral peu énergique.

5 h. 40. — Un accès convulsif sur pattes.

5 h. 42. — Type pattes parfait : glissements ; toutefois les accès convulsifs sont séparés par des pauses assez longues. Le tremblement généralisé est continu.

5 h. 54. — T. 38°8. Remis à terre, l'animal a un accès convulsif très violent. Type pattes.

5 h. 55. — Type pattes parfait, très énergique, mais pauses longues, persistantes entre chaque accès.

6 heures. — Les pauses d'accalmie sont très longues ; mais la moindre excitation (contact de la main) fait réapparaître les crises, en augmentant 'intensité des convulsions.

6 h. 05. — Type pattes.

6 h. 15. — Pause de plusieurs minutes; l'excitation est positive et fait réapparaître les accès convulsifs. Les convulsions spontanées semblent diminuer d'intensité ; pris dans la main on ressent des secousses générales encore assez violentes.

6 h. 25. — T. 38°8. Remis à terre, l'animal est dans le même état. Accès convulsifs, type pattes et longues pauses.

6 h. 50. — Même état ; l'excitation fait réapparaître les phénomènes avec une certaine intensité. Diminution persistante de la sensibilité.

7 heures. — T. 39°2. Remis à terre, l'animal a des secousses convulsives très violentes (type pattes), toutefois l'accès se calme assez vite.

7. h. 15. — L'animal ne paraît plus avoir de convulsions spontanées ; il est nécessaire de faire agir une excitation qui demande à être augmentée de plus en plus en intensité pour faire apparaître l'accès convulsif.

7 h. 45. — Même état ; ne répond plus aux excitations, reste immobile, blotti dans un angle de sa cage.

Le lendemain l'animal est dans son état normal.

OBSERVATION IV

Amarine. (*Cobayes.* Expérience XXIII.)

Cobaye (32). Robe blanche. Oreille gauche noire, oreille droite jaune. ♂. — Poids 575 grammes. — T. 37°3.

5 h. 08. — Injection intrapéritonéale de 1 cc. 5 de la solution aqueuse d'amarine, soit 0 gr. 00735 d'amarine. (Pour le titre de la solution, voir Observation I.)

5 h. 15. — L'animal est légèrement excitable.

5 h. 31. — L'animal, qui jusqu'ici avait été peu hyperexcitable, commence à avoir quelques petites secousses. Excité, il se met à courir rapidement; déjà se montre un peu d'incoordination motrice, de la parésie du train postérieur et un accès convulsif léger du type patte avec un peu de glissement.

5 h. 34. — Les phénomènes augmentent en intensité.

5 h. 37. — Convulsions déclarées (type pattes) : pauses assez longues : glissement très net. Très hyperexcitable, le moindre choc donne lieu à de vifs accès convulsifs.

5 h. 42. — T. 38°8. Remis à terre, l'animal a quelques secousses toniques violentes.

5 h. 47. — Type pattes énergique.

5 h. 55. — Même état. Les pauses d'accalmie persistent.

5 h. 58. — T. 39° Remis à terre, le cobaye a des convulsions du type pattes, par accès éloignés.

6 heures. — Les convulsions se renouvellent par excitation de contact.

6 h. 02. — Les convulsions spontanées paraissent plus vives et plus continues, toujours du même type : le moindre contact en augmente l'intensité.

6 h. 15. — Même état. Il n'y a eu jusqu'ici qu'un accès continu à 6 h. 02.

Depuis, les pauses d'accalmie se sont représentées en augmentant de durée.

6 h. 25. — Même état, moins violent.

6 h. 32. — T. 40°3. — Remis à terre, l'animal tombe sur le côté, essaie vainement de se relever, y arrive cependant après plusieurs tentatives, et alors éclatent des convulsions type ventral. Les convulsions sont très vives; l'accès dure 2 à 3 minutes, puis l'animal arrive petit à petit à se redresser.

6 h. 50. — L'accès de 6 h. 32 ne s'est plus reproduit. Encore quelques secousses violentes sur pattes, mais apparaissant surtout après une excitation. Diminution persistante de la sensibilité.

7 h. 05. — T. 39°5. — Les convulsions paraissent diminuer d'intensité.

7 h. 15. — Même état, pauses d'accalmie très longues, petits accès convulsifs légers.

7 h. 30. — Les convulsions ont disparu.

Le lendemain l'animal a repris son état normal. T. 38°1.

Observation V

Amarine. (*Cobayes.* Expérience XXIV.)

Cobaye (56). Nez blanc. Robe noire et feu. ♀. — Poids 535 grammes.

Mise en suspension dans de l'huile neutre de vaseline de 2 centigrammes d'amarine.

4 h. 20. — Injection intrapéritonéale.

4 h. 27. — Tremblements; convulsions type pattes léger.

4 h. 29. — Même état convulsif, type pattes.

4 h. 30. — Type ventral.

4 h. 32. — Convulsions très intenses et continues.

4 h. 40. — Même état, les convulsions n'ont pas cessé, mais paraissent diminuer d'intensité.

4 h. 45. — État comateux.

4 h. 47. — Mort.

Autopsie. — Cerveau, hémorrhagique.

Cœur, contracté.

Poumons, asphyxiques.

Foie, reins, peu congestionnés.

Observation VI

Action des liqueurs acides.

Les expériences suivantes ont été instituées afin de voir si l'injection de solutions légèrement acides dans le péritoine des cobayes ou des lapins ne déterminerait pas un état irritatif des organes compris dans la cavité abdominale, et partant une augmentation des caractères observés dans les expériences faites avec l'amarine en solution acide.

Les cobayes des expériences suivantes ont reçu en injection intrapéritonéale une solution acide beaucoup plus forte que l'acidité de la solution d'amarine, et n'ont présenté aucun phénomène dans aucun cas. La solution acétique employée contenait XVIII gouttes d'acide acétique glacial dans 100 cc. d'eau,

Cobayes. Expérience XV.

Cobaye. Museau blanc. 2 yeux noirs. ♂. — Poids 425 grammes. — Injection intrapéritonéale de 1 cc. de la solution acétique.

Aucun phénomène à noter.

Cobayes. Expérience XVI.

Cobaye russe. Blanc. Museau jaune. ♂. — Poids 380 grammes. — Injection intrapéritonéale de 2 cc. de la solution acétique.

Aucun phénomène à noter.

Cobayes. Expérience XVII.

Cobaye russe. Blanc. Cul noir. ♀.— Poids 385 grammes. — Injection intrapéritonéale de 5 cc. de la solution acétique.

Aucun phénomène à noter.

Observation VII

Amarine. (*Lapins.* Expérience IV.)

Lapin (5) noir. Collier blanc. Nez blanc. ♀. — Poids 2.210 grammes. — T. 38°3. Solution aqueuse de 0 gr. 5352 d'amarine dans 50 cc. d'eau, en présence de XX gouttes d'acide acétique glacial. Titre de la solution = 1 gr. 0704 %. 1 cc. = 0 gr. 0107.

2 h. 37. — Injection intrapéritonéale de 7 cc. 5, soit 0 gr. 0802 d'amarine.

2 h. 40. — Hyperexcitation et hyperexcitabilité manifestes. L'animal fait des sauts nombreux et se sauve au moindre bruit.

2 h. 44. — L'animal s'est arrêté; il se blottit, se met en boule, paraît inquiet. Le tremblement se déclare, tremblement qui va en s'accentuant. Puis l'animal se raidit sur ses pattes, s'arc-boute. Le tremblement devient excessif; les oreilles sont droites. L'animal dressé sur ses pattes, ressemble à un chat qui fait le gros dos. Il reste dans cet état quelques secondes.

Le lapin a quelques violentes secousses convulsives sur pattes, puis s'affaisse. Il s'étend, étale les pattes antérieures; alors paraissent des convulsions toniques marquées par de petites secousses générales qui le raidissent. Les pattes postérieures restent fléchies, les pattes antérieures allongées; puis des convulsions clonico-toniques le font progresser à chaque secousse par un saut.

2 h. 47. — L'animal a les convulsions type ventral des cobayes. Les pattes postérieures toutefois sont projetées à chaque accès convulsif, s'étendent à plusieurs reprises par secousses toniques, absolument comme lorsque l'animal saute; mais le lapin reste sur place. Après chaque accès, les pattes reviennent en flexion ; le tremblement est continu; les mâchoires s'entrechoquent; dyspnée.

2 h. 48. — Les convulsions attaquent les muscles du tronc, l'animal se contorsionne ; en même temps que des secousses clonico-toniques agitent les membres.

2 h. 50. — Même état. Les convulsions paraissent par accès séparés par des pauses d'accalmie. Une excitation, portée à l'animal pendant une période d'accalmie, fait réapparaître immédiatement un accès clonico-tonique vio-

lent, plus violent que les accès spontanés. Après chaque crise, les pattes postérieures ne reviennent plus en flexion normale, mais restent à demi étendues. La paralysie du train postérieur est assez nette. Le tremblement continu persiste.

2 h. 52. — T. 40°2. Les convulsions paraissent diminuer d'intensité, ou tout au moins les accès se prolongent moins longtemps.

3 heures. — Mort.

Autopsie. — Cerveau très congestionné, légère hémorrhagie.

Moelle, très congestionnée.

Poumons, asphyxiques.

Foie, reins, très congestionnés ; sang coule à la coupe.

L'animal, flasque au moment de la mort, est, 4 minutes après, en état de rigidité cadavérique parfaite et de raideur extrême. De plus, le contact de la main sur cet animal fait percevoir une sensation de chaleur très forte. Ces faits déjà signalés ont été retrouvés souvent dans beaucoup d'expériences.

Observation VIII

Amarine. (*Lapins.* Expérience VII.)

Lapin (3). Gris. ♀. — Poids 2.600 grammes. — T. 38°8.

A déjà servi Expérience II.

4 h. 37. — Injection intrapéritonéale de 5 cc. de la solution aqueuse d'amarine, soit 0 gr. 0535 d'amarine.

(Pour le titre de la solution voir Observation VII.)

4 h. 41. — L'animal se blottit dans un angle de sa cage, paraît dormir.

4 h. 42. — L'animal se raidit petit à petit sur ses pattes ; du tremblement général apparaît ; il voudrait avancer mais glisse en bloc (de même les cobayes) comme s'il était poussé ; parésie du train postérieur. L'animal finit par se blottir dans un angle de la cage, en proie à du tremblement simple ; hochement de la tête.

4 h. 44. — Nouvelle petite attaque, suivie cette fois de quelques secousses convulsives clonico-toniques ; tremblement persistant, paralysie du train postérieur.

4 h. 45. — Nouvelle crise tonique ; type pattes ; opisthotonos forcé. L'animal avance par petits sauts ; tremblement continu. L'animal allonge les pattes antérieures, en proie à des convulsions clonico-toniques fortes ; il rappelle un type 1/2 ventral. Les secousses générales convulsives sont assez fortes pour le faire reculer à plusieurs reprises comme une masse. La tête persiste en opisthotonos ; la queue est animée de mouvements incessants.

4 h. 47. — Même état persistant, mais non continu, pauses d'accalmie.

4 h. 50. — T. 39°. Remis à terre l'animal tombe sur le côté en proie à des convulsions clonico-toniques, mouvements ambulatoires des pattes, mais peu rapides et peu énergiques.

4 h. 55. — Remis sur le ventre l'animal se maintient à peine. Les convulsions se calment. Dyspnée.

5 heures. — Retombe sur le côté, nouvelles crises clonico-toniques, dyspnée plus accentuée, opisthotonos pendant les crises.

5 h. 05. — Même état, moins intense, pauses.

5 h. 08. — Plus d'accès convulsifs, de simples secousses clonico-toniques.

5 h. 15. — Même état, les secousses sont plutôt cloniques.

5 h. 18. — Nouvel accès convulsif, type décrit; opisthotonos, mâchonnement, grincement des dents.

5 h. 21. — T. 39°.

5 h. 35. — Respiration moins dyspnéique. De temps en temps encore une petite secousse convulsive, mais rare. L'animal redresse de lui-même la tête, mais reste couché, étendu.

5 h. 37. — Tentatives infructueuses pour se redresser, retombe ; les mouvements sont peu saccadés.

6 heures. — Les convulsions ont totalement disparu. L'animal se gratte le museau ; la respiration est normale ; il essaie de se redresser.

6 h. 05. — Tentatives plus heureuses ; l'animal se redresse, mais titube et retombe.

6 h. 20. — T. 38°. Remis à terre. l'animal titube encore, mais se tient debout.

6 h. 21. — Fait quelques petits sauts et se remet en position normale de lapin.

6 h. 35. — L'animal marche, mais est fatigué ; remis en cage.

Le lendemain, le lapin a repris son état normal. T. 36°2.

Observation IX

Amarine. (*Grenouilles*. Expérience V.)

Grenouilles (6), 25 grammes. $\theta = +10°$.

3 h. 04. Injection dans les sacs lymphatiques dorsaux de 1 cc. de solution aqueuse d'amarine, soit 0 gr. 00124 d'amarine.

3 h. 15. — Après avoir fait quelques sauts, immédiatement après l'injection, l'animal est depuis immobile.

3 h. 18. — Une excitation de contact n'éveille chez l'animal qu'un mouvement de défense.

3 h. 25. — Même état.

3 h. 40. — Même état.

3 h. 55. — L'excitation par contact du doigt sur le dos de l'animal fait apparaître une série de secousses convulsives très vives. L'animal est projeté sur le dos, puis sur le ventre ; il demeure dans cette dernière position en proie à des secousses convulsives toniques vives, puis à ces secousses fait suite une crise convulsive clonico-tonique violente. L'animal revient au repos, se remet en position normale ; il montre un certain état d'incoordination motrice : il est étalé les pattes flasques en demi-flexion.

3 h. 57. — Nouvelle crise due à une excitation de contact, secousses toniques primitives, raidissant l'animal en apparence de strychnisme, puis violentes secousses clonico-toniques. Après la crise, l'animal ne remet pas les pattes postérieures en position normale, mais les laisse étalées à demi fléchies.

3 h. 59. — Crise spontanée violente du même type.

4 h. 05. — L'animal est flasque. Le contact fait de nouveau éclater une crise, à la suite de laquelle les pattes postérieures ne reviennent que très tardivement en demi-flexion ; l'animal se contorsionne. Le bruit n'éveille plus de crise convulsive.

4 h. 07. — Nouvelle crise spontanée suivie de crises convulsives qui deviennent presque subintrantes.

4 h. 12. — L'animal, placé sur une plaque humide, ne fait plus aucun mouvement pour bouger ; les secousses générales ne paraissent plus exister, mais se localisent de plus en plus aux groupes musculaires, qui sont animés de trémulation fibrillaire. Les pattes postérieures ne peuvent plus être fléchies par l'animal ; toutefois, si l'on met la patte en flexion, immédiatement le membre est projeté par une secousse vive et sèche, et demeure étendu, flasque.

4 h. 17. — Même état et mêmes phénomènes. Une excitation générale électrique légère (petit chariot, gros fil, bobine à 15 centim., un élément Grenet) ne fait apparaître que quelques petites secousses locales. Muscle demeure excitable.

4 h. 45. — Même état ; muscle reste excitable, directement et indirectement (toutefois sans mise à nu du nerf).

5 h. 30. — Même état.

6 h. 30. — Même état.

Le lendemain matin l'animal, laissé dans le cristallisoir (chambre humide), est retrouvé en position normale, les pattes postérieures fléchies ; assez anéanti, marchant avec incoordination légère, ne sautant pas, mais facilement excitable et répondant par quelques légères secousses convulsives.

Observation X

Furfurine. (*Cobayes*. Expérience VII.)

Cobaye (50) russe. Nez blanc. Tête jaune et noire, robe blanche. ♂ Poids 545 gr. — Solution d'azotate de furfurine à 2 0/0.

3 h. 52. — Injection intrapéritonéale de 4 cc., soit 8 centigrammes.

3 h. 55 — L'animal est excitable. Grincement des dents.

3 h. 57. — Tremblement généralisé. Subitement l'animal se met à courir, s'attaque aux parois de la cage, il est très irrité.

4 heures. — L'animal s'est livré pendant quelques instants à une course folle ; l'animal semble plutôt projeté dans tous les sens, en avant, à droite, à gauche, en arrière (apparence de toupie). En même temps on constate des spasmes convulsifs.

4 h. 02. — L'animal est jeté sur le côté, au milieu de convulsions tonico-cloniques très intenses, cris, éternuements.

4 h. 03. — Même état encore plus prononcé. Les mouvements ambulatoires des pattes sont très saccadés et très rapides ; le corps tout entier est contorsionné par les accès convulsifs. La tonicité domine.

4 h. 04. — Arrêt des convulsions.

4 h. 05. — Grincement des dents ; tremblement.

4 h. 12. — L'état convulsif réapparaît. Les accès sont plus nombreux mais distancés. L'animal, par moment, roule sur lui-même et, à plusieurs reprises ; il est vivement secoué par des convulsions cloniques, auxquelles prend part tout le corps.

4 h. 20. — Même état.

4 h. 22. — Tentatives infructueuses pour se redresser ; nouvelles crises convulsives, nouveaux roulements.

4 h. 24. — L'animal se traîne, mais ne se tient pas encore sur pattes ; il est toujours sous le coup d'une crise.

4 h. 27. — Nouvel accès de convulsions : l'animal tombe; mais, l'accès fini, il parvient à se redresser.

4 h. 30. — Nouvel accès convulsif de longue durée, plus clonique toutefois qu'au début. L'animal reste couché sur le côté quelques minutes.

4 h. 40. — Même état ; l'accès convulsif n'existe plus, on constate plutôt des spasmes que de véritables convulsions.

4 h. 45. — Se remet sur pattes ; quelques petites secousses agitent encore le cobaye ; tremblement.

4 h. 50. — Paraît calme.

5 h. 15. — Pisse, marche.

5 h. 30. — Reste immobile, anéanti.

L'animal est trouvé mort le lendemain matin.

Autopsie. — Cerveau, très congestionné.

Cœur, légèrement distendu ; caillots.

Foie, reins, congestionnés.

Poumons, asphyxiques.

Observation XI

Furfurine. (*Lapins.* Expérience IV.)

Lapin (F) gris ♂. — Poids 1 kil. 800. — Solution d'azotate de furfurine à 4 %.

4 h. 30. — Injection intrapéritonéale de 10 cc. soit 40 centigrammes.

4 h. 33. — L'animal se pelotonne en boule, le museau est appuyé à terre, il a du tremblement.

4 h. 35. — Le lapin tombe sur le côté en proie à des convulsions tonicocloniques très vives. Pas de vaso-dilatation auriculaire. Les convulsions ont lieu par accès séparés ; opisthotonos ; mouvements ambulatoires ; secousses toniques générales ; dyspnée.

4 h. 40. — Même état.

4 h. 45. — Même état.

4 h. 50. — L'accès convulsif est moins tonique.

5 heures. — Les convulsions sont moins vives, il n'existe plus guère que des spasmes convulsifs.

5 h. 10. — Même état.

5 h. 14. — L'animal essaie de se redresser.

5 h. 18. — Mêmes tentatives infructueuses.

5 h. 24. — A réussi à se redresser, se maintient debout, les pattes antérieures allongées et écartées.

5 h. 30. — Même état, parésie du train postérieur.

Le lendemain matin l'animal, à la suite d'une excitation, tombe dans un accès convulsif très intense et meurt en l'espace de quelques minutes.

Autopsie. — Cerveau, hémorrhagique.

Poumons, très asphyxiques.

Cœur, à peine distendu.

Foie, reins, congestionnés.

La rigidité cadavérique a apparu quelques minutes après la mort.

Observation XII

Furfurine. (*Grenouilles.* Expérience I.)

Grenouille (4). θ = + 8°. — Poids 27 gr. 500.

2 h. 40. — Injection de 1/2 cc. de solution dans sacs lymphatiques dorsaux; soit 0 gr. 005.

Aussitôt après l'injection, remis dans son cristallisoir, l'animal témoigne une vive agitation.

2 h. 41. — Les sauts sont saccadés et incessants.

2 h. 43. — Les sauts sont un peu moins brusques, les mouvements sont plus mous, l'animal paraît un peu anéanti.

2 h. 45. — L'animal est immobile, presque en état paralytique ; on peut facilement sans résistance étendre les pattes ; l'animal demeure immobile les pattes étendues.

2 h. 48. — La grenouille ne répond plus du tout à aucune excitation.

2 h. 59. — Une vive excitation n'éveille chez l'animal que des contractions localisées de quelques groupes musculaires.

3 h. 03. — L'excitation électrique n'éveille que de faibles contractions.

3 h. 50. — L'animal ne répond plus à aucune excitation.

Observation XIII

Anisine. (*Cobayes.* Expérience III.)

Cobaye (51). ♂. Blanc et noir. Tête noire. — Poids 420 grammes.

2 h. 45. — Injection intrapéritonéale d'une solution de 5 centigrammes de chlorhydrate d'anisine en 5 cc. (Solution faite à chaud.)

2 h. 49. — L'animal témoigne un peu d'hyperexcitabilité.

2 h. 55. — Le cobaye qui n'avait présenté que peu de symptômes, est subitement dressé sur ses pattes ; il se cabre, puis tombe. Des convulsions tonico-cloniques très vives se déclarent : opisthotonos, mouvements ambulatoires des pattes. Des secousses générales toniques raidissent le corps : l'opisthotonos est alors très prononcé, chaque secousse précédant un accès convulsif.

3 heures. — Les convulsions deviennent plus intermittentes.

3 h. 05. — Même état.

3 h. 08. — Accès convulsif énergique. Très vives secousses cloniques, mouvements ambulatoires très rapides ; quelques petites secousses toniques générales ; un peu d'opisthotonos pendant l'accès. L'accès est toujours précédé de la même secousse de contracture générale.

3 h. 10. — Même état convulsif.

3 h. 15. — Même état. Les secousses sont fortes et soulèvent l'animal du sol ; la contracture persiste.

3 h. 20. — Même état.

3 h. 28. — Etat comateux.

3 h. 33. — Mort.

Autopsie. — Cerveau, hémorrhagique.

Moelle, congestionnée.

Poumons, très asphyxiques.

Foie, très congestionné.
Reins, congestionnés.

Observation XIV

Lysidine. (Expérience XV.)

Cobaye (94). Blanc et noir. Nez jaune. ♀. — Poids 470 grammes.

3 h. 10. — Injection intrapéritonéale de 10 cc, soit 0 gr. 50 de base.

3 h. 15. — L'animal a paru jusque-là agité. Quelques secousses convulsive apparaissent.

3 h. 20. — Tremblement général très prononcé. L'animal est étalé sur le ventre, agité par quelques secousses convulsives générales, mais peu énergiques.

3 h. 22. — Le cobaye tombe sur le côté en proie à des convulsions clonicotoniques légères ; un peu de contracture.

3 h. 24. — Les convulsions n'ont plus lieu ; il n'existe plus que quelques secousses générales un peu toniques.

3 h. 25. — Coma.

3 h. 28. — Mort.

Autopsie. — Cerveau, hémorrhagique.
Cœur, contracté.
Poumons, asphyxiques.
Foie, congestionné.
Reins, congestionnés.

CONCLUSIONS

1° Les hydramides sont des composés sinon inactifs, tout au moins dépourvus de toxicité.

2° Les bases isomères des hydramides sont des corps toxiques, à action physiologique similaire et parallèle.

3° La toxicité et l'action physiologique de ces bases paraissent dues au noyau glyoxalidine qu'elles renferment.

PARIS. IMPRIMERIE F. LEVÉ, RUE CASSETTE, 17

PLANCHE I

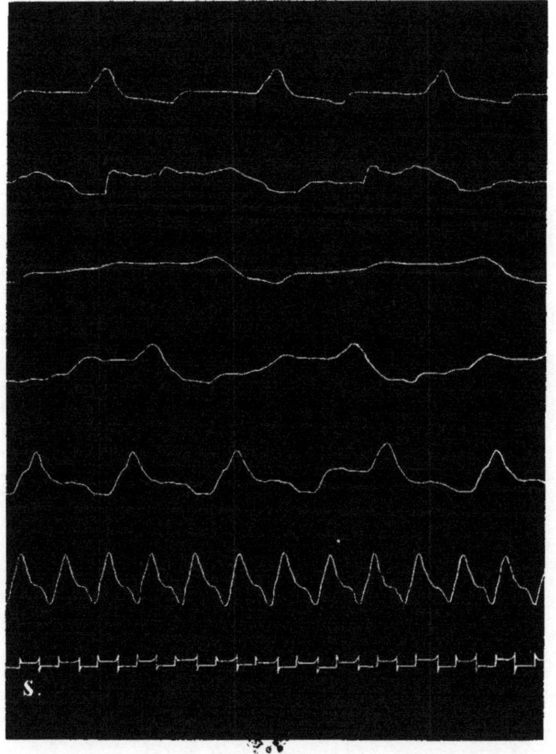

ACTION DE L'AMARINE SUR LE CŒUR DE LA GRENOUILLE (1/2 grandeur naturelle)

Injection sous-cutanée de 0gr,002 d'amarine.

Tracé normal; ralentissement; période pseudo-ataxique; ralentissement final. (Lire de bas en haut.) S = secondes.

PLANCHE II

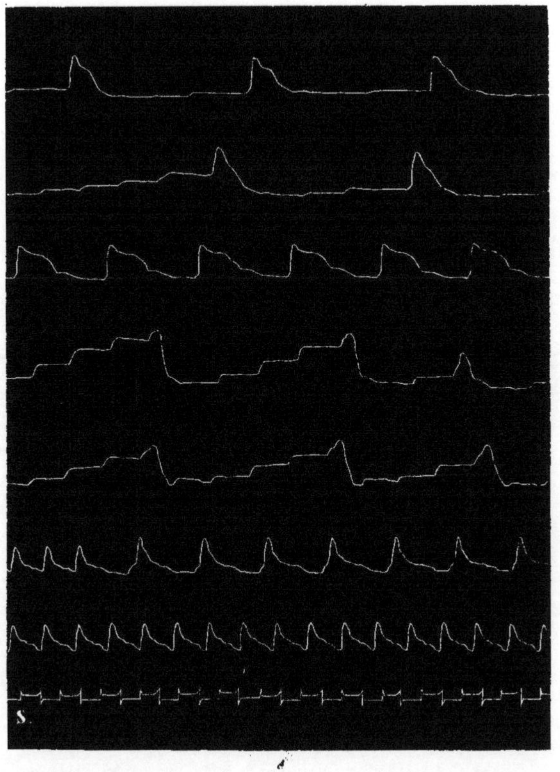

ACTION DE LA FURFURINE SUR LE CŒUR DE LA GRENOUILLE (1/2 grandeur naturelle).
Injection sous-cutanée de 1 centigramme de furfurine.
Tracé normal; arythmie; ralentissement. (Lire de bas en haut.) S = secondes.

PARIS. — IMPRIMERIE F. LEVÉ, 17, RUE CASSETTE.

www.ingramcontent.com/pod-product-compliance
Ingram Content Group UK Ltd.
Pitfield, Milton Keynes, MK11 3LW, UK
UKHW020354180726
13839UKWH00003B/1089